もっと心とカラダを整える

おとなのための1分音読

大東文化大学文学部准教授
山口謠司

自由国民社

はじめに

『心とカラダを整える　おとなのための1分音読』を刊行してから、おそよ1年が経ちました。たくさんの方が手に取ってくださり、

「懐かしい文章に涙が出た」
「続きを読んでみたくなった」
「夢中で読んでいたら、時間があっという間に過ぎていた」
「毎日の楽しみができた」
「一人暮らしで人と話をする機会が少ないが、気持ちが晴れやかになった」

など、うれしい声をいただいています。

音読を気軽な健康習慣にされている方、ご友人たちとサークルで取り組まれている方、掲載した作品の続きや他の作品に興味を持たれた方など、それぞれに楽しまれている様子が伝わってきます。

前回も書きましたが、学生時代に音読をした方は多いことと思います。でも、大人になって、すっかり遠ざかってしまった方も多いことでしょう。

　でも、名文は目で読み取って脳につなげるだけでなく、声を出して耳に伝えることで、本当はもっと楽しめるのです。

　『もっと心とカラダを整える　おとなのための1分音読』では、前回載せきれなかった、誰にもなじみのある作品から、もっと皆さんに知ってもらいたい作品まで、粒ぞろいの小説や随筆、詩や短歌などを集めました。

　それぞれの作品は1分を目安に読める程度の長さで掲載していますが、1分はあくまで目安です。音読は、自分が楽しむことが一番です。長めの文章はてきぱきと手早く、短い詩は2回繰り返すなど、あなたにとって心地よいペースを探してみてください。

　先人が遺した名作と、音読がもたらす心身に心地よい時間が、皆さんの生活に、より彩りを与えてくれることを願っています。

二〇一九年一月吉日　菫雨白水堂

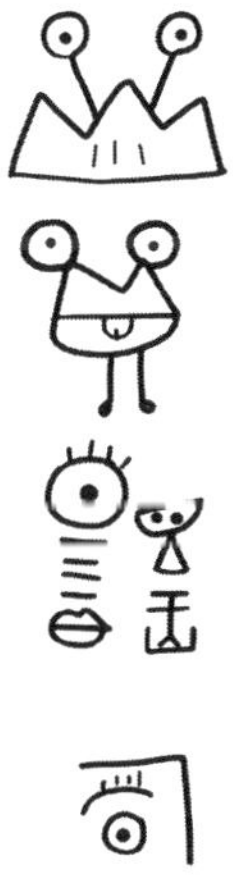

推薦の言葉

毎日の健やかな心とカラダのために、音読をお薦めします。

「音読」というと、学生時代に国語や英語の授業で教科書を読んだことを思い浮かべる人が多いかもしれません。大人が文章を読む時には、「黙読」をすることが圧倒的に多いと思います。

しかし、「音読」には「黙読」にはないメリットがたくさんあります。

1. 気持ちが落ち着きます。

気持ちを落ち着かせる作用があるセロトニン（神経伝達物質）は、音読をすることで多く分泌されます。音読を習慣にすることで、安定した精神状態を導くだけでなく、認知症やうつの予防にも効果が期待できるでしょう。

2. やる気が出てきます。

やる気や自制心を司る脳の前頭葉は、音読によって刺激することができます。前頭葉は意識して動かすことが必要で、音読はその適した手段です。フットワークが軽くなったり、ネガティブな気持ちに向き合うことが上手になったりするでしょう。

3. ストレスが解消し、抵抗力がアップします。

カラオケが好きな人なら、歌を歌ってスッキリした経験があるでしょう。大きな声を出すことで、ストレスホルモンが少なくなるだけでなく、内臓の働きも活性化しますから、病気に対する抵抗力も高まる可能性があります。歌の苦手な人でも音読なら気軽に始められます。

4. 脳が活性化されます。

「黙読」では目で情報を読み取って脳にインプットしますが、「音読」では声に出して文章を読むアウトプットが加わります。音読は視覚と聴覚の両方を同時に用いることで、脳の活性化に効果があるのです。

5. 誤嚥性肺炎の予防に役立ちます。

のどの筋肉は年齢とともに衰えていきます。本来食道に入るべき食べ物が誤って気管に入ることで起こる誤嚥性肺炎は、年を重ねるとともに気をつけたい病気のひとつです。予防のためにも、音読でのどの筋肉を自然に鍛えましょう。

このように、音読には心とカラダに心地よい、さまざまな効果が期待できます。
本書には、誰もが一度は読んだことのある名文から、あまり知られていないけれど読んでみると実に味わい深い佳作まで、1分を目安に読むことができるバラエティーに富んだ文章が収められています。子どものものだけにしておくのは、あまりにももったいない音読。1日のスタートや眠る前のわずかな時間など、あなたの生活に毎日少しずつ取り入れてみませんか。

医師・ジャーナリスト　森田　豊

目次

第1章 元気が出る音読

第1章

元気が出る音読

最初の章では、歯切れの良い文章、じわっと熱気が伝わってくる文章、優しい気持ちになれる文章など、さまざまな観点から元気になれそうな作品を収めました。声に出して読んでみると、きっと明るい気持ちになれることでしょう。

道程《どうてい》

高村光太郎《たかむらこうたろう》

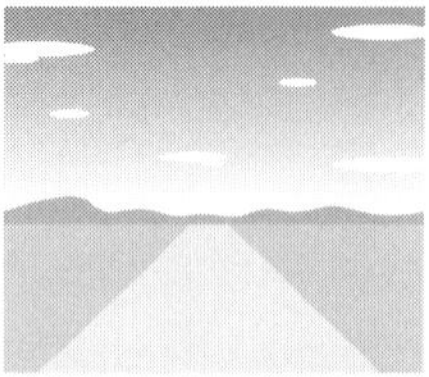

僕《ぼく》の前《まえ》に道《みち》はない
僕《ぼく》の後《うし》ろに道《みち》は出来《でき》る
ああ、自然《しぜん》よ
父《ちち》よ
僕《ぼく》を一人立《ひとりだ》ちにさせた広大《こうだい》な父《ちち》よ

道程
大正3(1914)年2月に作られた時は102行にも及ぶもので、雑誌に掲載されました。それを9行に凝縮したものがこれです。この凝縮された「道程」は、同年10月に自費出版された第一詩集『道程』の巻頭に掲載されました。

広大
「広くて大きい」ことです。

僕《ぼく》から目《め》を離《はな》さないで守《まも》る事《こと》をせよ
常《つね》に父《ちち》の気《き》魄《はく》を僕《ぼく》に充《み》たせよ
この遠《とお》い道程《どうてい》のため
この遠《とお》い道程《どうてい》のため

ワンポイントアドバイス

高村光太郎が智恵子という妻を得た年に作ったのが、この詩です。若さと希望に満ち溢れた気概が行間に滲み出ています。できるなら山や海に向かって、高らかな声で読んでください。自分の心に「道程」を感じながら！

高村光太郎

明治16（1883）年 - 昭和31年（1956）年
東京生まれ。彫刻家、画家、詩人。彫刻家・高村光雲を父に持ち、東京美術学校（現・東京芸術大学美術学部）を卒業した後、欧米に留学し、ロダンの影響を受けます。妻・智恵子への愛を綴った『智恵子抄』も広く知られています。

気魄

「気迫」と書かれることもある熟語ですが、「激しい気力」あるいは「強い精神力」をいうものです。

蜘蛛《くも》の糸《いと》

芥川龍之介《あくたがわりゅうのすけ》

或日《あるひ》の事《こと》でございます。御釈迦様《おしゃかさま》は極楽《ごくらく》の蓮池《はすいけ》のふちを、独《ひと》りでぶらぶら御歩《おある》きになっていらっしゃいました。池《いけ》の中《なか》に咲《さ》いている蓮《はす》の花《はな》は、みんな玉《たま》のようにまっ白《しろ》で、そのまん中《なか》にある金色《きんいろ》の蕊《ずい》からは、何《なん》とも云《い》えない好《よ》い匂《におい》が、絶間《たえま》なくあたりへ溢《あふ》れて居《お》ります。極楽《ごくらく》は丁度《ちょうど》朝《あさ》なのでございましょう。

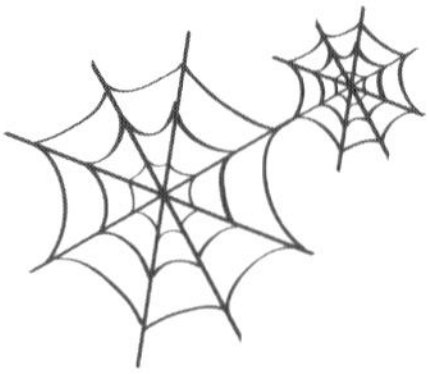

蜘蛛の糸
大正7（1918）年、雑誌『赤い鳥』に発表されました。悪党のカンダタが、お釈迦様が下ろした蜘蛛の糸につかまって極楽へと登りますが、途中で我欲のために再び地獄へ落ちるというお話です。

玉
「玉」は「たま」と原文でも読まれていますが、中国の「ぎょく」をいいます。「白玉（はくぎょく）」と呼ばれるもので、しっとりとして透き通った「玉」は、中国ではダイヤモンドや金よりも尊ばれました。

蕊
「蕊」は「蘂」と書かれることもあります。また「しべ」と読まれることもあります。雄しべと雌しべのことです。

やがて御釈迦様《おしゃかさま》はその池《いけ》のふちに御佇《おたたず》みになって、水《みず》の面《おもて》を蔽《おお》っている蓮《はす》の葉《は》の間《あいだ》から、ふと下《した》の容子《ようす》を御覧《ごらん》になりました。この極楽《ごくらく》の蓮池《はすいけ》の下《した》は、丁度地獄《ちょうどじごく》の底《そこ》に当《あた》って居《お》りますから、水晶《すいしょう》のような水《みず》を透《す》き徹《とお》して、三途《さんず》の河《かわ》や針《はり》の山《やま》の景色《けしき》が、丁度覗《ちょうどのぞ》き眼鏡《めがね》を見《み》るように、はっきりと見《み》えるのでございます。

ワンポイントアドバイス

一度は読んだことがある、話は知っているという方も少なくないと思います。でも冒頭を読むと、もう一度全部読みたくなりますね。大人になって読むと違う発見があるかもしれません。ぜひ、通して読んでみてください。

覗き眼鏡

箱の底にガラスを張って、水中を覗き、魚や貝などを捕るのに用いた道具です。「はこめがね」とも呼ばれます。

芥川龍之介

明治25(1892)年‐昭和2(1927)年 東京生まれ。小説家。その名を冠した文学賞、芥川賞が菊池寛の手により設けられたのは、芥川の没後のことです。東京・田端には彼らを始めとする若い作家たちが集い、文士村の様相を呈していました。

竹馬余事《ちくばよじ》

柳田国男《やなぎたくにお》

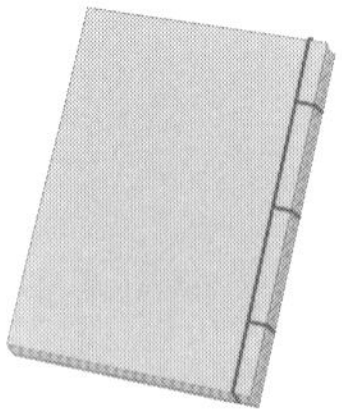

小《ちい》さな時《とき》から紙《かみ》さえあれば帳面《ちょうめん》を綴《と》じて、其上《そのうえ》に標題《ひょうだい》を付《つ》けることが好《す》きであった。いらぬ事《こと》ばかり書《か》いてあるので反故《ほご》になってしまったが、其中《そのなか》にたった一《ひと》つ、五十年後《ごじゅうねんご》になって発見《はっけん》せられたものがある。明治二十年《めいじにじゅうねん》の九《く》月《がつ》、東京《とうきょう》へ遊学《ゆうがく》する間際《まぎわ》にこしらえて残《のこ》して来《き》たもので、標題《ひょうだい》は亡父《ぼうふ》の筆《ふで》だから、多分《たぶん》相《そう》談《だん》をして付《つ》けたのかと思《おも》う。半紙半分《はんしはんぶん》の横綴《よことじ》五《ご》、六十枚《ろくじゅうまい》のもので、竹馬奔走《ちくばほんそう》の傍《かたわら》書《か》き溜《た》めた文章《ぶんしょう》や漢詩《かんし》などが並《なら》べ載《の》せてある。間《ま》も無《な》

竹馬余事

柳田国男という希代の民俗学者の若い頃を垣間見ることのできる、貴重なエッセイです。『予が出版事業』に収録されていますが、もともとは岩波書店の雑誌『図書』に掲載されたものです。

反故

「不用になった紙」「役に立たなくなったもの」をいいます。

遊学

故郷を出て、他の土地に行って学問をすることです。

竹馬奔走の傍

「遊ぶことに忙しくしている合間に」という意味です。「竹馬」は「竹で作り、乗って遊ぶ遊具」です。「奔走」は「忙しいこと、慌ただしくしていること」をいいます。

く死《し》んだら無論限定出版《むろんげんていしゅっぱん》ものだったろうが、幸《さいわ》いなことに其必要《そのひつよう》が無《な》くてすんだ。しかし今《いま》になるとやっぱり棄《す》てられない。天下一品《てんかいっぴん》の著者自筆本《ちょしゃじひつぼん》だからである。東京《とうきょう》へ出《で》てからも此癖《このくせ》は止《や》まなかった。多《おお》くは表紙《ひょうし》ばかりが本《ほん》らしくて、中味《なかみ》は三分二以上《さんぶんのにいじょう》も白紙《はくし》だったから、却《かえ》ってそこいらに散《ち》って残《のこ》って居《い》る。無論何《むろんいず》れも皆永遠《みなえいえん》の「近刊《きんかん》」である。

ワンポイントアドバイス

柳田国男の文章は、堅い言葉の間にちょっとしたおもしろさを滲ませる特徴があります。それにしても「半紙半分」「竹馬奔走」「却ってそこいらに散って残って居る」なんて、歯切れの良さもありますすね。

近刊
「もうすぐ出版されるだろう書物」をいいます。ここでは「広告だけが出て、実際は永遠に出版されない書物」といった意味合いです。

柳田国男
明治8(1875)年－昭和37(1962)年
兵庫県生まれ。民俗学者。官吏、朝日新聞社論説委員等を務めた後、民衆の歴史を言い伝えなどから証明しようと努め、日本民俗学の創始者と称される功績を遺しました。『遠野物語』『海上の道』など、多くの著作があります。

論語《ろんご》

孔子《こうし》

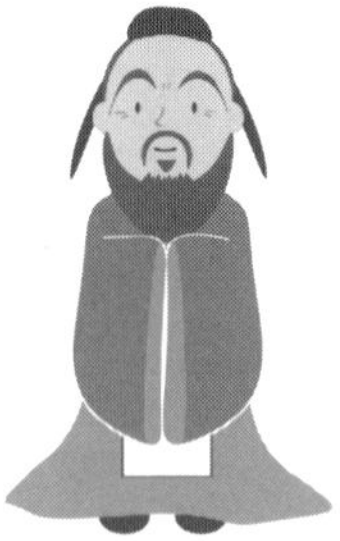

子《し》曰《いわ》く、学《まな》びて時《とき》に之《これ》を習《なら》ふ、
亦《ま》た説《よろこ》ばしからずや。
朋《とも》、遠方《えんぽう》より来《きた》る有《あ》り、
亦《ま》た楽《たの》しからずや。
人《ひと》、知《し》らずして慍《うら》みず、
亦《ま》た君子《くんし》ならずや。
曽子《そうし》曰《いわ》く、吾日《われひ》に三《み》たび吾《わ》が身《み》を省《かえりみ》る。
人《ひと》の為《ため》に謀《はか》りて忠《ちゅう》ならざるか。

論語
孔子と孔子の弟子たちの言行録です。応神天皇の代に中国の書物として初めて、百済の王仁が我が国にもたらしたといわれています。孔子が説いた思想は「仁」でした。天皇の名前に「仁」の字がつくのはそのためです。

子曰く、学びて時に之を習ふ
孔子が仰った。人と交わって、大切なことを何度も繰り返してやってみる
亦た説ばしからずや
それができた時の喜びというのは何とも言えない
朋、遠方より来る有り
対等の関係で話ができる友達が、遠くから尋ねて来てくれる
亦た楽しからずや
これほど楽しいことはない
人、知らずして慍みず
人が自分のことを理解してくれないといって、人を恨みに思ったりしない
亦た君子ならずや
こういう人こそ君子なのだと思う

曽子曰く、吾日に三たび吾が身を省る
曽子が仰った。私は、毎日何度も私自身の行いを反省する
人の為に謀りて忠ならざるか
例えば、人のために何かをやってあげるのに、心を込めてやらなかったのではないか

朋友《ほうゆう》と交《まじわ》りて信《しん》ならざるか。
習《なら》は《わ》ざるを伝《つた》へ《え》しか。
子《し》曰《いわ》く、君子《くんし》は食飽《しょくあ》くことを求《もと》むる無《な》く、
居安《きょやす》きことを求《もと》むる無《な》く、
事《こと》に敏《びん》にして言《げん》に慎《つつし》み、
有道《ゆうどう》に就《つ》きて正《ただ》す。
学《がく》を好《この》むと謂《い》ふ《う》べきのみ。

ワンポイント
アドバイス

背筋を伸ばして朗々と読むといいですね。毎日大きな声で『論語』を読んでみてください。シャキッと生きようという気持ちが湧いてくるかもしれません。政治とは本来まったく関係のない教えなのです。

朋友と交りて信ならざるか
友人と交わって、真心を尽くした言葉を言わなかったのではないか
習はざるを伝へしか
まだ習得しきっていないことを、人に教えたのではないか
子曰く、君子は食飽くことを求むる無く
孔子が仰った。君子とはお腹いっぱい食べるということを求めるものではなく
居安きことを求むる無く
気持ちのいい家に住むことを求めるのでもなく
事に敏にして言に慎み
世の中の流れに敏感であり、言葉を慎み
有道に就きて正す
素晴らしい人物に就いて、自分の行いを正す人のことをいう。
学を好むと謂ふべきのみ
こういう人こそ、「学問を好む人」というべきであろう

孔子
前551年頃－前479年
中国の春秋時代に生きた思想家です。道徳や政治についてわかりやすく説明し、儒教の根本を作った人です。儒教は中国の思想を代表する存在で、その後の中国、ひいては日本にも影響を与えました。

努力論《どりょくろん》

幸田露伴《こうだろはん》

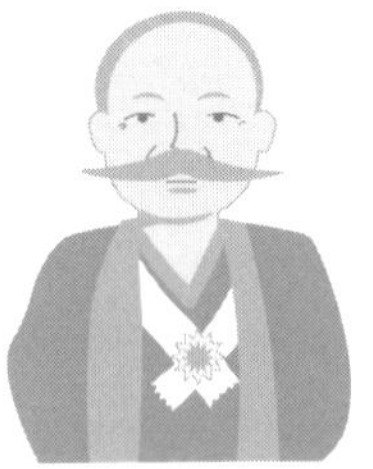

努力《どりょく》は一《ひとつ》である。然《しか》し之《これ》を察《さっ》すれば、おのずからにして二種《にしゅ》あるを観《み》る。一《ひとつ》は直接《ちょくせつ》の努《ど》力《りょく》で、他《た》の一《ひとつ》は間接《かんせつ》の努力《どりょく》である。間接《かんせつ》の努《ど》力《りょく》は準備《じゅんび》の努力《どりょく》で、基礎《きそ》となり源泉《げんせん》となるものである。直接《ちょくせつ》の努力《どりょく》は当面《とうめん》の努力《どりょく》で、尽心《じんしん》竭力《けつりょく》の時《とき》のそれである。人《ひと》はややもすれば努力《どりょく》の無功《むこう》に終《おわ》ることを訴《うった》えて嗟歎《さたん》するものである。然《さ》れど努力《どりょく》は功《こう》の有《ゆう》と無《む》とによって、之《これ》を敢《あえ》てすべきや否《いな》やを判《はん》ずべきでは無《な》い。努力《どりょく》ということが人《ひと》の進《すす》んで止《や》むことを知《し》ら

努力論

「努力をしない努力」こそ大切だということを書いた1冊。明治45（1912）年に出版され、増刷に増刷を重ねた幸田露伴の名著のひとつです。「生きることを楽しむ！」ということを教えてくれます。

尽心竭力

「心を尽くし」かつ「力を竭（つ）くす」ことです。

嗟歎

「なげくこと」をいいます。

然れど努力は功の有と無とによって、之を敢てすべきや否やを判ずべきでは無い

「そうではありますが、努力はその甲斐があるかないかによって、これを頑張ってやるかやらないかを決めるべきではありません」という意味です。

人の進んで止むことを知らぬ性の本然であるから

「人は進歩を止めるということを知らない性質を、本来的に持っているのですから」という意味です。

ぬ性《せい》の本然《ほんぜん》であるから努力《どりょく》す可《べ》きなのである。そして若干《じゃっかん》の努力《どりょく》が若干《じゃっかん》の果《か》を生《しょう》ずべき理《ことわり》は、おのずからにして存《そん》して居《い》るのである。ただ時《とき》あって努力《どりょく》の生《しょう》ずる果《か》が佳良《かりょう》ならざることもある。それは努力《どりょく》の方向《ほうこう》が悪《わる》いからであるか、然《しか》らざれば間接《かんせつ》の努力《どりょく》が欠《か》けて、直接《ちょく》接《せつ》の努力《どりょく》のみが用《もち》いらるる為《ため》である。無理《むり》な願望《がんぼう》に努力《どりょく》するのは努力《どりょく》の方向《ほうこう》の悪《わる》いので、無理《むり》ならぬ願望《がんぼう》に努力《どりょく》して、そして甲斐《かい》の無《な》いのは、間接《かんせつ》の努力《どりょく》が欠《か》けて居《い》るからだろう。

ワンポイントアドバイス

漢文訓読体で書かれた文章を読むと、「固い！」という感じがしますが、一度慣れてしまえばテンポよく読めるようになります。漢文は苦手と怖がらないで、何度もトライしてみてください。心地よくなりますよ！

時あって
「時には」という意味です。

佳良
「良いこと、相当にすぐれていること」をいいます。

然らざれば
「そうでなければ」という意味です。

用いらるる
「用いられる」という意味です。

幸田露伴
慶応3（1867）年－昭和22（1947）年
東京生まれ。小説家、随筆家。尾崎紅葉と並ぶ人気作家で、代表作に『五重塔』などがあります。昭和12（1937）年、第1回文化勲章を受章しました。娘の幸田文も、すぐれた小説や随筆の書き手として知られています。

たけくらべ

樋口一葉《ひぐちいちよう》

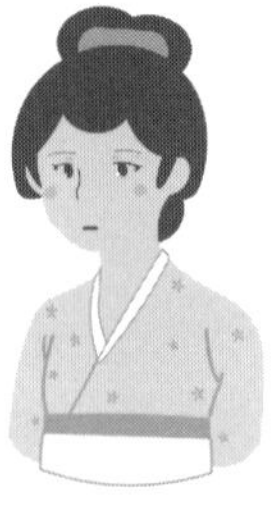

廻《まわ》れば大門《おおもん》の見返《みかえ》り柳《やなぎ》いと長《なが》けれど、お歯《は》ぐろ溝《どぶ》に燈火《ともしび》うつる三階《さんがい》の騒《さわ》ぎも手《て》に取《と》る如《ごと》く、明《あ》けくれなしの車《くるま》の行来《ゆきき》に、はかり知《し》られぬ全盛《ぜんせい》をうらなひて、大音寺前《だいおんじまえ》と名《な》は仏《ほとけ》くさけれど、さりとは陽気《ようき》の町《まち》と住《す》みたる人《ひと》の申《もう》しき。三島《みしま》神社の角《かど》をまがりてより、これぞと見《み》ゆる大厦《いえ》もなく、かたぶく軒端《のきば》の十軒長屋《じゅっけんながや》二十軒長《にじゅっけんなが》や、商《あきな》ひはかつふつ利《き》かぬ処《ところ》とて、半《なか》さしたる雨戸《あまど》の外《そと》に、あやしき形《なり》に紙《かみ》を切《き》りなして、胡粉《ごふん》ぬりくり、彩色《さいしき》のある田楽《でんがく》みるやう、裏《うら》にはりたる串《くし》のさまもをかし。一軒《いっけん》ならず二軒《にけん》ならず、朝日《あさひ》に干《ほ》して夕日《ゆうひ》に

たけくらべ
樋口一葉の実体験に基づいて作られたとされます。吉原の遊郭に住む14歳の女の子・美登利と、僧侶の息子・藤本信如の淡い恋が描かれています。題名は『伊勢物語』の「筒井筒」（第23段）に因んでいます。

廻れば大門の見返り柳いと長けれど
「ぐるっと廻って見ると、吉原大門にある見返り柳までの道のりはとても長いけれど」
お歯ぐろ溝に燈火うつる
「お歯黒溝に、吉原の派手やかな灯りが映る」
明けくれなしの
「明けても暮れても絶えることのない」
はかり知られぬ全盛をうらなひて
「計り知れない繁盛を思わせて」
さりとは
「それはそれは」という強調の表現です。
三島神社
現・台東区下谷三丁目にある三島神社。雷除けの井戸が有名です。
大厦
大きな屋敷のことをいったものです。
かつふつ利かぬ処
「いっこうに振るわない場所」
半さしたる
「半分閉ざした」
あやしき形に紙を切りなして
「不思議な格好に紙を切り抜いて」
胡粉
化粧に使う白い粉です。
をかし
「おもしろい」という意味です。
手当ことぐしく

仕舞《しま》ふ《う》手当《てあて》こと〲《ごと》しく、一家内《いっかない》これにかゝ《か》りて、それは何《なに》ぞと問《と》ふ《う》に、知《し》らずや、霜月酉《しもつきとり》の日《ひ》、例《れい》の神社《じんじゃ》に欲深様《よくふかさま》のかつぎ給《たも》ふ《う》、これぞ熊手《くまで》の下《した》ごしらへ《え》といふ《う》。正月門松《しょうがつかどまつ》とりすつるよりかゝ《か》りて、一年《いちねん》うち通《とお》しのそれは誠《まこと》の商買人《しょうばいにん》、片手《かたて》わざにも夏《なつ》より手足《てあし》を色《いろ》どりて、新年着《はるぎ》の支度《したく》もこれをば当《あ》てぞかし。南無《なむ》や大鳥大明神《おおとりだいみょうじん》、買《か》ふ《う》人《ひと》にさへ《え》大《だい》福《ふく》をあたへ《え》給《たま》へ《え》ば、製造《せいぞう》もとの我等万倍《われらまんばい》の利益《りえき》をと人《ひと》ごとに言《い》ふ《う》めれど、さりとは思《おも》ひ《い》のほかなるもの、このあたりに大長者《だいちょうじゃ》のうわさも聞《き》かざりき。

ワンポイントアドバイス

「たけくらべ」の冒頭、歯切れ良くトントンと進む江戸っ子気質の文体を堪能してください。本作は、24歳で亡くなる樋口一葉が書いた最期の作品です。結核を患い、貧乏のどん底から湧き上がる文章の力を感じませんか。

「仕事が大げさで」

知らずや
「ご存知ないのですか?」あるいは「おわかりになりませんか?」

霜月酉の日
「11月の酉の市」

欲深様のかつぎ給ふ
「御利益にあずかってお金儲けができるといい、と考える欲が深い人が験をかついでいらっしゃる」

熊手の下ごしらへ
「11月の酉の市で売られる熊手のための下作り」です。

正月門松とりすつるよりかゝりて
「お正月の門松を片付けるが早いか、すぐにこの仕事に取り掛かって」

一年うち通し
「一年中通して」という意味です。

片手わざにも夏より手足を色どりて
「片手間にやったとしても、夏が来る頃には、手足が絵の具だらけになって」

新年着の支度もこれをば当てぞかし
「新年の春着を作るためにも、このお金を当てにする」

南無や大鳥大明神
「帰依します、偉大な大鳥神社の神様」

さりとは思ひのほかなるもの
「そうとはなかなかならず、願いはなかなか叶うものではございません」

樋口一葉
明治5(1872)年－明治29(1896)年
東京生まれ。小説家。和歌を学んだ後に小説で生計を立てることを決意し、『にごりえ』『十三夜』などが森鷗外、幸田露伴をはじめ文壇に高く評価されますが、早世。平成16(2004)年、五千円札の肖像に採用されました。

漱石先生《そうせきせんせい》とドイツ語《ご》　小宮豊隆《こみやとよたか》

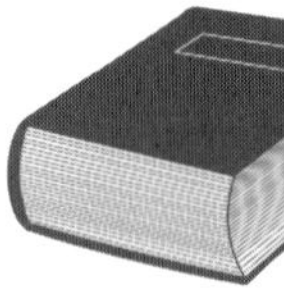

漱石先生《そうせきせんせい》にドイツ語《ご》を教《おし》えたことがある。それは明治四十二年《めいじよんじゅうにねん》（一九〇九）《せんきゅうひゃくきゅう》のことだった。先生《せんせい》がどうして私《わたし》にドイツ語《ご》を教《おそ》わる気《き》になったのか、先生《せんせい》が私《わたし》に言《い》い出《だ》したのか、私《わたし》から先生《せんせい》に勧《すす》めたのか、そういうことは一《いっ》切《さい》はっきり覚《おぼ》えていない。然《しか》し当時《とうじ》私《わたし》は先生《せんせい》のうちに入《い》り浸《びた》りで、隙《すき》があったら先生《せんせい》と話《はなし》をしようというような気持《きもち》で先生《せんせい》に対《たい》していた際《さい》だったので、或《あるい》は先生《せんせい》には、あれがいればどうせ仕事《しごと》の邪魔《じゃま》をされるのだから、それならいっそドイツ語《ご》でも教《おそ》わった方《ほう》がいいというような気持《きもち》も、いくらかあったのではないかと思《おも》う。

漱石先生とドイツ語

昭和26（1951）年、岩波書店の『波』5月号に掲載されたものです。漱石は英文学者として知られていますが、小宮から習い始めたドイツ語はめきめき上達し、自分でドイツ語の文献を読んだりしています。

勿論《もちろん》私《わたし》には、先生《せんせい》の邪魔《じゃま》をしては悪《わる》いという気持《きもち》は、十分《じゅうぶん》にあった。それだから先生《せんせい》が創《そう》作《さく》なり読書《どくしょ》なり思索《しさく》なり、ともかく「仕事《しごと》」をし始《はじ》めそうな時刻《じこく》になると、私《わたし》はさっさと先生《せんせい》のそばを引《ひ》き上《あ》げて茶《ちゃ》の間《ま》へ行《い》き、奥《おく》さんだのお嬢《じょう》さんだのを相手《あいて》に、何《なん》ということもなく愚図愚図《ぐずぐず》と時間《じかん》を潰《つぶ》すことにしていた。そうして飯時《めしどき》になると、また先生《せんせい》と一緒《いっしょ》に飯《めし》を食《く》おうとするのである。今《いま》から考《かんが》えると、先《せん》生《せい》の迷惑《めいわく》は無論《むろん》のこと、奥《おく》さんもさぞ迷惑《めいわく》だったろうと思《おも》う。

ワンポイントアドバイス

夏目漱石は、弟子をとても可愛がりました。漱石の家の温かい様子が見えるようではありませんか。奥さんも迷惑だったに違いありませんが、優しさに満ちた家庭が御飯の湯気の中に浮かんで来るようです。

小宮豊隆

明治17（1884）年－昭和41（1966）年

福岡県生まれ。ドイツ文学者、文芸評論家。夏目漱石の門下に入り、師とその作品についての研究を著作に残しました。漱石の小説『三四郎』（36ページ）は彼をモデルに書かれたと伝えられています。

山月記《さんげつき》

中島敦《なかじまあつし》

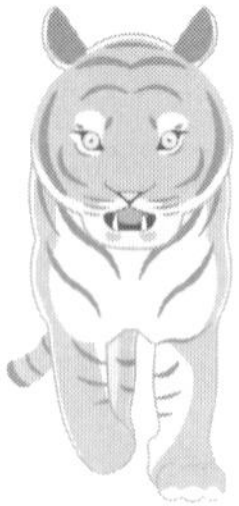

隴西《ろうせい》の李徴《りちょう》は博学才穎《はくがくさいえい》、天宝《てんぽう》の末年《まつねん》、若《わか》くして名《な》を虎榜《こぼう》に連《つら》ね、ついで江南尉《こうなんい》に補《ふ》せられたが、性《せい》、狷介《けんかい》、自《みずか》ら恃《たの》む所《ところ》頗《すこぶ》る厚《あつ》く、賤《せん》吏《り》に甘《あま》んずるを潔《いさぎよ》しとしなかった。いくばくもなく官《かん》を退《しりぞ》いた後《のち》は、故山《こざん》、虢略《かくりゃく》に帰臥《きが》し、人《ひと》と交《まじわり》を絶《た》って、ひたすら詩作《しさく》に耽《ふけ》った。下《か》吏《り》となって長《なが》く膝《ひざ》を俗悪《ぞくあく》な大官《たいかん》の前《まえ》に屈《くっ》するよりは、詩家《しか》としての名《な》を死後百年《しごひゃくねん》に遺《のこ》そうとしたのである。しかし、文名《ぶんめい》は容易《ようい》に揚《あが》らず、生活《せいかつ》は日《ひ》を逐《お》うて苦《くる》しくなる。李徴《りちょう》は漸《ようや》

山月記
昭和17（1942）年、雑誌『文学界』に発表された中島敦のデビュー作です。唐の時代の伝記小説『人虎伝』を素材にして書かれました。詩人になるという野望が強すぎて、虎に変身してしまった人の話です。

隴西
現在の中国、甘粛省東南部にあった郡名。

博学才穎
「博学」は学問の知識がとても広いこと、「才穎」は才能が人より秀でていること。

天宝
唐王朝、玄宗皇帝、盛唐の年号で、西暦では742年から756年に当たります。

虎榜
官吏を登用するための試験、科挙に及第した人の名前を記した札です。

江南尉
中国、長江の南の地方の役人です。高い身分の役職ではありません。

補せられた
「職務に任命された」ということです。

性
性格のことをいいます。

狷介
人の意見を聞こうとしない、心の狭い性格。

自ら恃む
「信じられるのは自分だけ」という意味です。

賤吏
地方の下級役人をいいます。

故山

く焦躁《しょうそう》に駆《か》られて来《き》た。この頃《ころ》から其《そ》の容貌《ようぼう》も峭刻《しょうこく》となり、肉落《にくお》ち骨秀《ほねひい》で、眼光《がんこう》のみ徒《いたず》らに炯々《けいけい》として、曾《かつ》て進士《しんし》に登第《とうだい》した頃《ころ》の豊頬《ほうきょう》の美少年《びしょうねん》の俤《おもかげ》は、何処《どこ》に求《もと》めようもない。数《すう》年《ねん》の後《のち》、貧窮《ひんきゅう》に堪《た》えず、妻子《さいし》の衣食《いしょく》のために遂《つい》に節《せつ》を屈《くっ》して、再《ふたた》び東《ひがし》へ赴《おもむ》き、一地方官吏《いちちほうかんり》の職《しょく》を奉《ほう》ずることになった。一方《いっぽう》、之《これ》は、己《おのれ》の詩業《しぎょう》に半《なか》ば絶望《ぜつぼう》したためでもある。

ワンポイントアドバイス

漢文訓読体のとても歯切れのいい文章です。はじめは難しいかもしれませんが、あきらめずに何度も練習してみてください。平安時代から音読されてきた、漢文という日本語の文体の力を感じることができるでしょう。

故郷の山のことです。

虢略
現在の中国、河南省西部、霊宝県近くにあった地名です。

帰臥
官職を退いて帰郷し、静かに生活すること。

下吏
下級官吏のことです。

大官
位の高い官職です。

文名
詩文に優れているという評判のことです。

峭刻
厳しく残忍な様子です。

炯々
目が鋭く光ることです。

進士
儒学、時事問題、詩賦（言葉のリズムや韻など、決まりのある文章）の試験も課せられる科挙に合格した、スーパーエリート。

豊頬
肉づきのいい、ふっくらとした美しい頬。

節を屈して
節操を曲げて人に従う、あるいは、節操を守り通そうとするが心が挫けることです。

中島 敦
明治42（1909）年－昭和17（1942）年
東京生まれ。小説家。儒学の家に生まれ、中国古典に材を取った作品を発表します。『山月記』を含む『古譚』が評価され、パラオ南洋庁書記の職を辞め作家生活に入ろうとした矢先、死去。『李陵』などが没後に発表されました。

あの山越《やまこ》えて

種田山頭火《たねださんとうか》

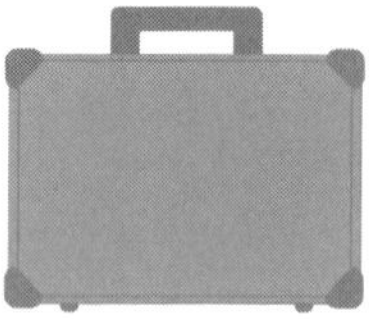

このみちや
いくたりゆきし
われはけふ《きょう》ゆく
しづ《ず》けさは
死《し》ぬるばかりの
水《みず》がながれて

九月九日《くがつここのか》　晴《はれ》、八代町《やつしろまち》、萩原塘《はぎわらづつみ》、吾妻屋《あづまや》
（三五《さんご》・中《ちゅう》）

あの山越えて
昭和5（1930）年、山頭火は九州を旅します。この時に付けられた日記は大山澄太が出していた『大耕』に「遺稿火行乞記」として連載され、昭和27（1952）年10月、『あの山越えて』として和田書店から出版されました。

このみちや　いくたりゆきし　われはけふゆく
「この道を何度通ったことだろう。私は今日この道を出て、また放浪の旅に出る」という意味です。

しづけさは　死ぬるばかりの　水がながれて
「まるで死んでしまったような静けさだ。ただ、（球磨川の）水が流れている」という意味です。

八代町
現・熊本県八代市のことです。

萩原塘
現・八代市萩原町1丁目の球磨川沿いに、萩原堤という堤があります。

吾妻屋（三五・中）
この日山頭火が泊まった宿屋の名前が「吾妻屋」さん、1泊の値段は35銭、「中」程度の宿屋だったという意味です。

私《わたし》はまた旅《たび》に出《で》た、愚《おろ》かな旅人《たびびと》として放浪《ほうろう》するより外《ほか》に私《わたし》の生《い》き方《かた》はないのだ。七時《しちじ》の汽車《きしゃ》で宇土《うと》へ、宿《やど》においてあった荷物《にもつ》を受取《うけと》って、九時《くじ》の汽車《きしゃ》で更《さら》に八代《やつしろ》へ、宿《やど》をきめてから、十一時《じゅういちじ》より三時《さんじ》まで市街《しがい》行乞《ぎょうこつ》、夜《よる》は餞別《せんべつ》のゲルトを飲《の》みつくした。同宿《どうしゅく》四人《よにん》、無駄話《むだばなし》がとりぐ《どり》に面白《おもしろ》かった、殊《こと》に宇部《うべ》の乞食爺《こじきじい》さんの話《はなし》、球磨《くま》の百万長者《ひゃくまんちょうじゃ》の慾深《よくぶか》い話《はなし》などは興味深《きょうみぶか》いものであった。

ワンポイントアドバイス

所有するものは何もない、無一文で乞食をして放浪する。いつ、どこで死んでも構わないという諦念をちょっとだけ心に抱いて、叫ぶように読んでみてください。不思議な力が湧いてきます。

宇土
現・熊本県宇土市のことです。

市街行乞
「人家や商店が並んでいるところで托鉢を行った」という意味です。

ゲルト
ドイツ語で「お金」を意味します。

宇部
山口県宇部市のことです。

球磨
熊本県球磨郡のことです。

種田山頭火
明治15（1882）年－昭和15（1940）年
山口県生まれ。俳人。出家し、漂泊の旅に出て各地の草庵を転々とします。闊達自在な心境を句作に託しながら全国行脚し、それは自身の死まで続きました。托鉢をしながら独特な自由律の俳句を作ったことで知られます。

偶成《ぐうせい》

将《まさ》に東遊《とうゆう》せんとして壁《へき》に題《だい》す

不識庵機山《ふしきあんきざん》を撃《う》つの図《ず》に題《だい》す

朱熹《しゅき》

月性《げっしょう》

頼山陽《らいさんよう》

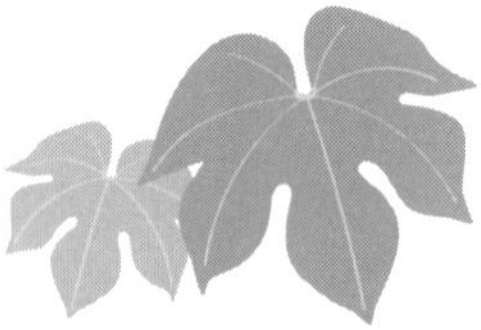

偶成

少年《しょうねん》老《お》い易《やす》く　学《がく》成《な》り難《がた》し
一寸《いっすん》の光陰《こういん》　軽《かろ》んず可《べ》からず
未《いま》だ覚《さ》めず池塘《ちとう》　春草《しゅんそう》の夢《ゆめ》
階前《かいぜん》の梧葉《ごよう》　已《すで》に秋声《しゅうせい》

将に東遊せんとして壁に題す

男児《だんじ》　志《こころざし》を立《た》てて郷関《きょうかん》を出《い》づ
学《がく》　若《も》し成《な》らずんば復《ま》た還《かえ》らず

偶成　明治時代より、我が国ではよく知られています。最近は朱熹の作でないと考えられています。

将に東遊せんとして壁に題す　長州出身の月性作で、幕末の志士たちに影響を与えました。

不識庵機山を撃つの図に題す　上杉謙信と武田信玄の川中島での戦いを詩にしたものです。

少年老い易く　学成り難し
若いうちはまだ先は長いと思っているが、すぐに歳を取ってしまう。はたして、学問は容易に修めがたい

一寸の光陰　軽んず可からず
少しの時間でも軽々しく過ごすものではない

未だ覚めず池塘　春草の夢
池の堤の若草の上でまどろんだ夢が覚めないうちに

階前の梧葉　已に秋声
階段の前の青桐の葉には、もう秋風の音が聞こえてくる

男児　志を立てて郷関を出づ
男子たるもの、ひとたび志を立てて故郷を出たからには

学　若し成らずんば復た還らず
学業が成就するまでは、いかなることがあっても二度と故郷には戻らない

骨《ほね》を埋《うず》むる　何《なん》ぞ期《き》せん墳墓《ふんぼ》の地《ち》
人間《じんかん》　到《いた》る処青山《ところせいざん》有《あ》り

不識庵機山を撃つの図に題す

鞭声粛粛《べんせいしゅくしゅく》　夜河《よるかわ》を過《わた》る
暁《あかつき》に見《み》る千兵《せんぺい》の　大牙《たいが》を擁《よう》するを
遺恨《いこん》なり十年《じゅうねん》　一剣《いっけん》を磨《みが》き
流星光底《りゅうせいこうてい》　長蛇《ちょうだ》を逸《いっ》す

ワンポイントアドバイス

漢文には勢いがあります。元気がない時は、漢文を読むに限ります。この3首は日本人によく知られた漢文で、長きにわたり、人にやる気を出させてきたものです。ぜひ、大きな声で読んでみてください。

骨を埋むる　何ぞ期せん墳墓の地
自分の骨を埋めるのは、必ずしも先祖代々の墓のある地を望もうか
人間　到る処青山有り
この世は、どこに行っても、美しく青い山々があるのだから

鞭声粛粛　夜河を過る
上杉謙信の軍は、馬に打つ鞭の音も立てずに、千曲川を渡る
暁に見る千兵の　大牙を擁するを
武田信玄軍は、明け方、上杉方の大軍が、大将の旗を中心に迫ってくるのを見る
遺恨なり十年　一剣を磨き
上杉は、十年の間、一振りの剣を磨いてこの機会を待っていたのだ
流星光底　長蛇を逸す
しかし、打ちおろす刀光一閃の下に、ついに信玄を逸（のが）してしまう

朱熹（朱子）　1130年－1200年
中国、南宋時代の思想家。「朱子学」を大成しました。
月性　文化14（1817）年－安政5（1858）年
浄土真宗の僧侶。尊王攘夷、海防を主張しました。
頼山陽　安永9（1781）年－天保3（1832）年
漢学者。幕末の志士に思想的影響を与えました。

白鳥《はくちょう》

ステファヌ・マラルメ
訳：上田敏《うえだびん》

純潔《じゅんけつ》にして生気《せいき》あり、
はた美《うるわ》しき「けふ《きょう》」の日《ひ》よ、
勢猛《いきおいたけ》き鼓翼《はばたき》の一搏《ひとうち》に砕《くだ》き裂《さ》くべきか、
かの無慈悲《むじひ》なる湖水《こすい》の厚氷《あつごおり》、
飛《と》び去《さ》りえざりける羽影《はかげ》の
透《す》きて見《み》ゆるその厚氷《あつごおり》を。

この時《とき》、白鳥《はくちょう》は過《す》ぎし日《ひ》をおもひ《い》めぐらしぬ。
さしも栄多《はえおお》かりしわが世《よ》のなれる果《はて》の身《み》は、

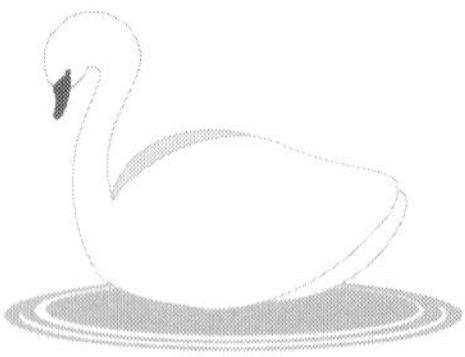

白鳥
ステファヌ・マラルメ（1842年－1898年）が書き残した詩で、もともとタイトルはなく、他の無題作品と区別するために便宜上、「白鳥のソネット」と呼ばれています。この詩は白鳥に託して、詩作の困難を書いたものです。

勢猛き
「活気がある」「元気がある」という意味です。

砕き裂くべきか
「砕いて、切り裂いてしまうようである」という意味です。

飛び去りえざりける
「まだ、飛び去って逃げ去ることがなかった」という意味です。

さしも栄多かりしわが世のなれる果の身は
「かつてあんなにも名誉なことがあった我が身も、もう希望もなく」という意味です。

今こゝを脱れむ術も無し
「もはや、ここから逃げ去る方法もない」

今《いま》こゝ《こ》を脱《のが》れむ《ん》術《すべ》も無《な》し、
まことの命《いのち》ある天上《てんじょう》のことわざを
歌《うた》は《わ》ざりし咎《とがめ》か、
実《みのり》なき冬《ふゆ》の日《ひ》にも愁《うれい》は照《て》りしかど。

かつて、みそらの栄《はえ》を忘《ぼう》じたる科《とが》によりて、
永《なが》く負《まか》されたる白妙《しろたえ》の苦悶《くもん》より白鳥《はくちょう》の
頸《くび》は脱《のが》れつべし、地《ち》、その翼《はね》を放《はな》たじ。

ワンポイントアドバイス

隠喩の詩を明治時代の言葉で訳したものなので、よくわからないのは当然です。フランス語で書かれたオリジナルの文章を使って語釈をしました。何度も読んでみてください。少しずつなんとなく、わかってきます。

という意味です。

まことの命ある天上のことわざを
「自分が生きるべきその空のことを伝えないのは」という意味です。

歌はざりし咎か
「それを歌わなかった罪なのか」という意味です。

実なき冬の日にも愁は照りしかど
「もはやもう実りもない冬の日にも、哀しさだけは光を放っているけれど」という意味です。

みそらの栄を忘じたる科によりて
「天空の美しさを忘れた罪によって」という意味です。

永く負されたる白妙の苦悶より白鳥の
「永久に空間が圧している白い死の苦悶から、白鳥は」という意味です。

頸は脱れつべし、地、その翼を放たじ
「その苦しみを逃れ振り落とすでしょう、羽が囚われている地上の恐怖などには気を留めないで」という意味です。

ステファンヌ・マラルメ
上田敏

ステファンヌ・マラルメは、フランス象徴派の代表的な詩人です。10代半ばでポーやボードレールを知り、詩作の世界へ入りました。上田敏は、訳詩集『海潮音』などで海外文学を日本へ紹介した功績を持つ詩人です。

魯《ろ》山人《さんじん》の料理王国《りょうりおうこく》（1）

北大路《きたおおじ》魯山人《ろさんじん》

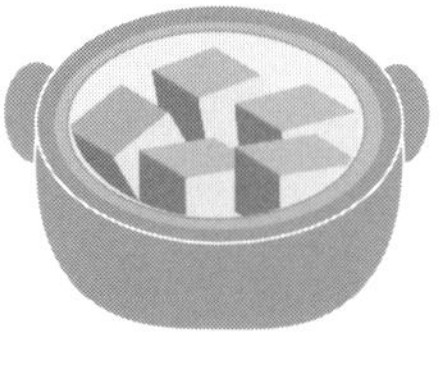

湯豆腐《ゆどうふ》を作《つく》るには次《つぎ》のような用意《ようい》がいる。

一《ひとつ》、土鍋《どなべ》 土鍋《どなべ》があれば一番《いちばん》よいが、なければ銀鍋《ぎんなべ》、鉄鍋《てつなべ》の類《たぐい》でもいい。その用意《ようい》もなければ瀬戸《せと》引《び》き、ニュームなどで我慢《がまん》するほかはない。が、これらは感《かん》じも悪《わる》いし、煮《に》え方《かた》がいらいらして面白《おもしろ》くない。

こんろか火鉢《ひばち》にかけてやる。

一《ひとつ》、杉箸《すぎばし》 湯豆腐《ゆどうふ》を食《た》べる箸《はし》は、塗箸《ぬりばし》や象《ぞう》牙箸《げばし》のようなものでは豆腐《とうふ》をつまみ上《あ》げることができないから、杉箸《すぎばし》に限《かぎ》る。すべらない

魯山人の料理王国
昭和35（1960）年、魯山人が生前書いた唯一の料理本です。食べ物を描く魯山人の筆は、とても丁寧で行き届いています。料理の繊細な味は細部にこそ宿るのだということを教えてくれる名文です。

銀鍋
銀で作った鍋ではなく、銀色の鍋です。

瀬戸引き
琺瑯（ほうろう）の鍋をいいます。

ニューム
アルミニウムのことです。

杉箸
杉の材を使って作った箸です。

ので、豆腐《とうふ》が引《ひ》き上《あ》げやすい。銀《ぎん》の網匙《あみさじ》などがあれば充分《じゅうぶん》である。

一《ひとつ》、だし昆布《こんぶ》 水《みず》の豊《ゆた》かにはいった鍋《なべ》の底《そこ》に一《いち》、二枚《にまい》敷《し》いて、その上《うえ》に豆腐《とうふ》を入《い》れて煮《に》る。昆布《こんぶ》の長《なが》さ五《ご》、六寸《ろくすん》。昆布《こんぶ》は鍋《なべ》に入《い》れた場合《ばあい》、煮《に》え立《た》って来《く》ると湯玉《ゆだま》で豆腐《とうふ》の乗《の》った昆布《こんぶ》が持《も》ち上《あ》げられる恐《おそ》れがあるので、切《き》れ目《め》を入《い》れておくようにする。

ワンポイントアドバイス

一見最も簡単な料理に思える湯豆腐に、もったいをつけてレシピを書くという、魯山人ならではの「粋」が感じられます。湯豆腐の温かな湯気を思い浮かべながら、ちょっと気取って読んでみてはいかがでしょうか。

網匙
網で作った匙で、つゆをすくわないようにするために使われます。

五、六寸
一寸は3・03センチメートルです。五寸はだいたい15センチくらいです。

湯玉
お湯が沸騰するときに沸き立つ泡のことです。

北大路魯山人
明治16（1883）年－昭和34（1959）年
京都生まれ。陶芸家。陶芸家としてのみならず、書家、篆刻家、画家、料理研究家など、多彩な顔を持っていました。料理の研究を重ね、会員制の料亭「星岡茶寮」を開き、その腕を振るいました。

魯山人《ろさんじん》の料理王国《りょうりおうこく》(2)

北大路魯山人《きたおおじろさんじん》

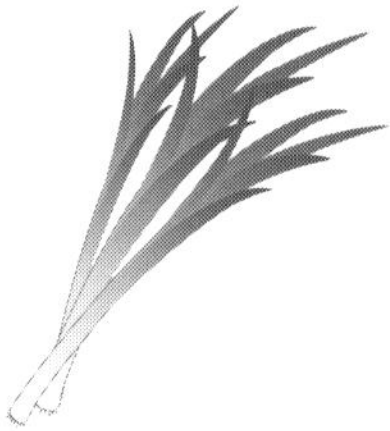

一《ひとつ》、薬味《やくみ》 葱《ねぎ》の微塵切《みじんぎ》り、蕗《ふき》の薹《とう》、独活《うど》、ひね生姜《しょうが》のおろしたもの、七味唐《しちみとう》がらし、茗《みょう》荷《が》の花《はな》、柚子《ゆず》の皮《かわ》、山椒《さんしょう》の粉《こな》など、こんな薬《やく》味《み》がいろいろある方《ほう》が風情《ふぜい》があっていい。この中《なか》で欠《か》くことのできないのは葱《ねぎ》だ。他《ほか》のものはその時《とき》の都合《つごう》と好《この》みに任《まか》せていい。

それからよく切《き》れる鉋《かんな》で薄《うす》く削《けず》った鰹節適《かつおぶしてき》量《りょう》。食事前《しょくじまえ》に削《けず》るのが味《あじ》もよく、香《かお》りもよい。

一《ひとつ》、醤油《しょうゆ》 上等品《じょうとうひん》に越《こ》したことはない。醤《しょう》油《ゆ》に豆腐《とうふ》をつける前《まえ》に、先《さき》に述《の》べた鰹節《かつおぶし》だの

魯山人の料理王国

おいしい料理を食べる時って、幸せですよね。その幸せを文章で味わわせてくれるのが、魯山人の筆の力だと思います。魯山人は「美食家」ですが、食を楽しむための陶芸や絵にも精通した「粋人」でした。

ひね生姜

「老成生姜」「古根生姜」とも書かれます。収獲してから約1年寝かせたものです。辛みが強いので、薬味には最適とされます。

茗荷の花

真っ白で美しいミョウガの花です。あまり見かけませんが、すまし汁などにも使われます。

薬味《やくみ》を入《い》れていい。豆腐《とうふ》には敷《し》いた昆布《こんぶ》の味《あじ》がついているから、おのずから味《あじ》の調節《ちょうせつ》がつく。なるべく化学調味料《かがくちょうみりょう》は加《くわ》えない方《ほう》がいい。

一《ひとつ》、豆腐《とうふ》

なお、もともと東京人《とうきょうじん》は美食知《びしょくし》らずであるから、仔細《しさい》に食《しょく》を楽《たの》しむという人《ひと》はきわめて少《すく》ない。地方《ちほう》にだって、美食《びしょく》に恵《めぐ》まれた都市《とし》もあれば町《まち》、村《むら》もある。志《こころざし》のある人《ひと》は、諸地《しょち》方《ほう》の美食《びしょく》を参考《さんこう》にして、仔細《しさい》に楽《たの》しまれるとよい。

ワンポイントアドバイス

行間にほんのりとしたおいしさが満ちていますね。こんな文章を読むと、自分も湯豆腐を作って食べてみようかという気持ちになります。「ふーふー」と湯豆腐を食べながらでも、音読をしてみるのもいいですね。

仔細

「細かく、詳しく」という意味です。

北大路魯山人

明治16（1883）年－昭和34（1959）年

美食家として広く知られ、料理のための器として陶器を作ることに勤しみます。北鎌倉に窯を作り、自由で斬新な作品を生み出しました。「食器は料理のきものである」という言葉を遺しています。

三四郎《さんしろう》

夏目漱石《なつめそうせき》

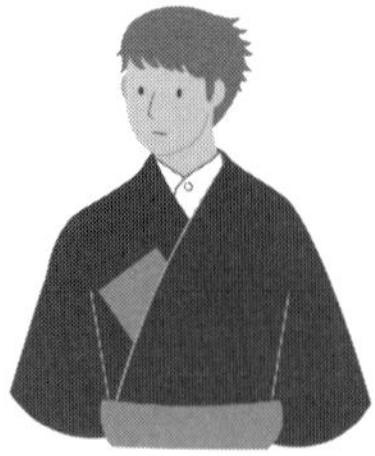

うとうととして眼《め》が覚《さ》めると女《おんな》は何時《いつ》の間《ま》にか、隣《となり》の爺《じい》さんと話《はなし》を始《はじ》めている。この爺《じい》さんは慥《たし》かに前《まえ》の前《まえ》の駅《えき》から乗《の》った田舎者《いなかもの》である。発車間際《はっしゃまぎわ》に頓狂《とんきょう》な声《こえ》を出《だ》して、馳《か》け込《こ》んで来《き》て、いきなり肌《はだ》を抜《ぬ》いだと思《おも》ったら脊《せ》中《なか》に御灸《おきゅう》の痕《あと》が一杯《いっぱい》あったので、三四郎《さんしろう》の記《き》憶《おく》に残《のこ》っている。爺《じい》さんが汗《あせ》を拭《ふ》いて、肌《はだ》を入《い》れて、女《おんな》の隣《とな》りに腰《こし》を懸《か》けたまでよく注意《ちゅうい》して見《み》ていた位《くらい》である。

三四郎
明治41（１９０８）年、朝日新聞に連載されました。熊本から上京した小川三四郎と里見美禰子との淡い恋を中心に、当時の大学生の生活がテンポ良く書かれています。三四郎のモデルは、小宮豊隆（22ページ）といわれます。

頓狂
せっかちで、間が抜けていて、調子外れな言動をすることをいいます。

肌を抜いだ
着物の襟を開いて、左右両方の肩を着物から脱ぎ、上半身をあらわにすること。

肌を入れて
着物の襟のなかに両肩を入れ、着物を着ること。

女《おんな》とは京都《きょうと》からの相乗《あいのり》である。乗《の》った時《とき》から三四郎《さんしろう》の眼《め》に着《つ》いた。第一色《だいいちいろ》が黒《くろ》い。三四《さんし》郎《ろう》は九州《きゅうしゅう》から山陽線《さんようせん》に移《うつ》って、段々京大阪《だんだんきょうおおさか》へ近付《ちかづ》いてくるうちに、女《おんな》の色《いろ》が次第《しだい》に白《しろ》くなるので何時《いつ》の間《ま》にか故郷《こきょう》を遠退《とおの》く様《よう》な憐《あわ》れを感《かん》じていた。それでこの女《おんな》が車室《しゃしつ》に這入《はい》って来《き》た時《とき》は、何《なん》となく異性《いせい》の味方《みかた》を得《え》た心持《こころもち》がした。この女《おんな》の色《いろ》は実際九州色《じっさいきゅうしゅういろ》であった。

ワンポイントアドバイス

田舎から都会へ出て来る時のドキドキ感、ワクワク感が漱石の文章にはキラキラ光っています。声に出して読む時も、自分がどこか見知らぬ土地へ行く時のことを思い出してみてください。ドキドキ、ワクワクしてきます！

車室
列車の客室のことです。

九州色
黒く日に焼けて、健康そうな南国人の肌の色をいいます。

夏目漱石
慶応3（1867）年－大正5（1916）年
東京生まれ。英文学者、小説家、漢詩人。『三四郎』『それから』『門』は前期三部作と呼ばれ、恋愛が主軸となっています。『彼岸過迄』『行人』『こころ』は後期三部作といわれ、人間の苦悩が描かれます。

母性《ぼせい》のふところ

高村光太郎《たかむらこうたろう》

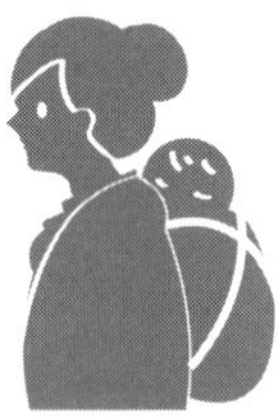

人《ひと》は年《とし》を取《と》るに従《したが》ってだんだん強《つよ》く、ふかく、烈《はげ》しく、母《はは》の愛《あい》を思《おも》うようになる。この一二年《いちにねん》、私《わたし》は殊《こと》にこの事《こと》を身《み》にしみて感《かん》ずるようになった。天空《てんくう》と、母《はは》の愛《あい》とを思《おも》うたびに、私《わたし》の心《こころ》は「無限《むげん》」に触《ふ》れる。母《はは》の愛《あい》はまったく神《かみ》の愛《あい》であろう。子育《こそだ》て観音《かんのん》、あのマリヤに感《かん》ずる愛《あい》と恵《めぐみ》との深《ふか》さが此《これ》なのであろう。私《わたし》は母《はは》の愛《あい》を思《おも》うたびに此《こ》の世《よ》に何《なに》が無《な》くとも此《これ》があればという気《き》がする。

しかし現《げん》に自分《じぶん》の母《はは》の居《い》られる時《とき》、母《はは》の愛《あい》について何《なに》か述《の》べるのは面《おも》はゆい。あつかま

母性のふところ
大正13(1924)年に書かれた散文です。この頃光太郎は、女性洋画家・智恵子との激しい愛の中にありました。女性の深く美しい「愛」が、光太郎の彫刻や文章に大きな力を与えていたのです。

殊に
「特に」という意味です。

子育て観音
子どもが無事に育つことを見守ってくれる、観音様のことです。

面はゆい
「顔を合わせるのが恥ずかしい」「照れくさい」という意味です。

しい気《き》がして言葉《ことば》が出《で》ない。
だが母《はは》の愛《あい》を思《おも》うと、更《さら》に母性《ぼせい》の愛《あい》をおもう。母性《ぼせい》の愛《あい》は女性《じょせい》の持《も》つ最《もっと》も意味深《いみぶか》い、最《もっと》も貴《とうと》い、又最《またもっと》も力《ちから》ある本能《ほんのう》である。この本能《ほんのう》はあらゆる女性《じょせい》にある。子《こ》を持《も》つ母親《ははおや》には固《もと》より、子無《こな》き妻女《さいじょ》にも、処女《しょじょ》にも、女《おんな》の子《こ》にもある。この母性《ぼせい》の愛《あい》が男性《だんせい》の此《こ》の世《よ》に於《お》ける最《もっと》も温《あたたか》い、最《もっと》も安《やす》らかな隠《かく》れ家《が》である。私《わたし》の女性礼讃《じょせいらいさん》も、もともと此《こ》の母性《ぼせい》への絶対信頼《ぜったいしんらい》が根《ね》にあるのである。

妻女
もともとは「妻である女性」という意味ですが、「女性一般」のこともいいます。

礼讃
「ありがたく思ったり、偉大さを褒めたたえたりすること」です。

ワンポイントアドバイス

青森県と秋田県にまたがる十和田湖には、光太郎のブロンズの大作「十和田湖畔の裸婦群像（通称・乙女の像）」があります。この彫刻を見ながらこの文章を読んでみたら、きっと通じるものを発見することでしょう。

高村光太郎
明治16（1883）年－昭和31年（1956）年
第二次世界大戦中に高村光太郎が疎開していたのは、交流のあった宮沢賢治の弟の家でした。岩手県花巻市に作られた『雨ニモマケズ』（40ページ）の碑には、その一節が光太郎の文字で刻まれています。

雨《あめ》ニモマケズ

宮沢賢治《みやざわけんじ》

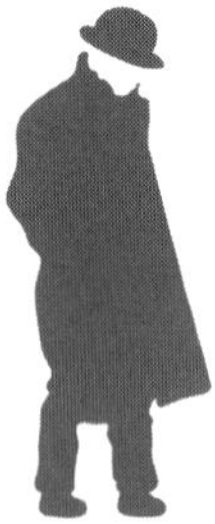

雨《あめ》ニモマケズ　風《かぜ》ニモマケズ
雪《ゆき》ニモ夏《なつ》ノ暑《あつ》サニモマケヌ
丈夫《じょうぶ》ナカラダヲモチ　欲《よく》ハナク
決《けっ》シテ瞋《いか》ラズ　イツモシズカニワラッテイル
一日《いちにち》ニ玄米四合《げんまいよんごう》ト　味噌《みそ》ト少《すこ》シノ野菜《やさい》ヲタベ
アラユルコトヲ　ジブンヲカンジョウニ入《い》レズニ
ヨクミキキシワカリ　ソシテワスレズ
野原《のはら》ノ松《まつ》ノ林《はやし》ノ陰《かげ》ノ　小《ちい》サナ萱《かや》ブキノ小屋《こや》ニイテ
東《ひがし》ニ病気《びょうき》ノコドモアレバ　行《い》ッテ看病《かんびょう》シテヤリ
西《にし》ニツカレタ母《はは》アレバ　行《い》ッテソノ稲《いね》ノ束《たば》ヲ負《お》イ

雨ニモマケズ

宮沢賢治の遺稿の中から発見されたメモです。賢治が亡くなる2年前の昭和6（1931）年11月3日に書かれたとされます。没後1年に「岩手日報」で紹介されて以降、広く読まれるようになりました。

南《みなみ》ニ死《し》ニソウナ人《ひと》アレバ
行《い》ッテコワガラナクテモイイトイイ
北《きた》ニケンカヤソショウガアレバ
ツマラナイカラヤメロトイイ

ヒデリノトキハナミダヲナガシ
サムサノナツハオロオロアルキ
ミンナニデクノボートヨバレ
ホメラレモセズ　クニモサレズ
ソウイウモノニ　ワタシハナリタイ

ワンポイントアドバイス

暗記している方も少なくないのではないでしょうか。人としての理想的な生き方、心の持ち方を淡々と書いた名文ですね。毎朝この言葉を音読すると、毎日が違ってくるかもしれませんね。

ヒデリノトキハナミダヲナガシ
「ヒデリ」が定着していますが、原文では「ヒドリ」となっています。

サムサノナツハオロオロアルキ
「夏」なのに寒いのが「寒さの夏」です。つまり、「冷夏」をいいます。作物が十分に育つことができないので、農家の人は困って、オロオロしながら歩くのです。

宮沢賢治
明治29(1896)年－昭和8年(1933)年
日蓮宗を信仰し、故郷で農業指導を勧める傍ら、童話や詩の制作に励みました。その作風には、自身の信仰や農民に対する温かな眼差しが映ると評されます。『注文の多い料理店』『永訣の朝』など、数々の作品を遺しました。

歌《うた》をよむには

秋艸道人《しゅうそうどうじん》

一《ひとつ》 歌《うた》は感情《かんじょう》を抒《の》ぶるものなり、感情無《かんじょうな》くして歌《うた》を作《つく》るは土偶《どぐう》に着物《きもの》をきせるが如《ごと》し。

一《ひとつ》 感情《かんじょう》は単純《たんじゅん》にして直接《ちょくせつ》なるをうたふ《う》べし。老練《ろうれん》なる人《ひと》は些細《ささい》の気分《きぶん》などをもよくよみこなすべき技巧《ぎこう》をも持《も》つべきもそをあらはし得《え》るともよき歌《うた》として人《ひと》を感動《かんどう》せしめがたし。

一《ひとつ》 表現《ひょうげん》もまた単純《たんじゅん》にして直截《ちょくさい》なるを尚《たっと》ぶ。詞《し》句《く》の徒《いたずら》に曲折《きょくせつ》せるは真情《しんじょう》の流露《りゅうろ》を減殺《げんさい》するのみ。詞句《しく》の曲折《きょくせつ》は初学《しょがく》のよくするところにあらざるも、かかることに興味《きょうみ》を覚《おぼ》え来《く》る時《とき》いつしか真情《しんじょう》の枯渇《こかつ》し居《い》るものなり。

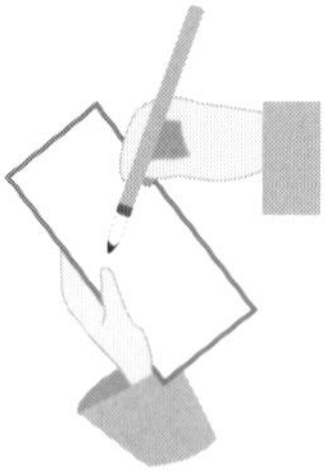

歌をよむには
昭和23（１９４８）年、養女・蘭子の父で医師の中山後郎に歌の添削を頼まれ、それに応えて書かれたものです。生涯独身で通した八一は深く弟子を指導し、多くの人材を育てました。これは歌の道への教訓の言葉です。

抒ぶる
豊かに、訴えかけるように述べ表すこと。

そをあらはし得るとも
「それを表すことができるとしても」

感動せしめがたし
「感動させることは難しい」

直截なるを尚ぶ
「見たり感じたりしたことを、きっぱりと言いきること」、また「まわりくどくないこと」を尊ぶという意味です。

詞句の徒に曲折せるは真情の流露を減殺するのみ
「言葉が無駄に込み入っているのは、本当の気持ちを残すところなく表そうとするのをかえって失わせるだけです」

詞句の曲折は初学のよくするところにあらざるも、かかることに興味を覚え来る時いつしか真情の枯渇し居るものなり
「言葉が無駄に込み入っているのは初心者がすることではないのですが、こういうものに興味を覚えていくと、いつか偽りのない心も枯渇していくものです」

用語は常人の耳に遠からぬをよしとす
「歌を作る時の言葉は普通の人が聞いてすぐわかるようなものがいいのです」

古人は今の語を知らざるも今人は古今を知

一《ひとつ》 用語《ようご》は常人《じょうじん》の耳《みみ》に遠《とお》からぬをよしとす。古人《こじん》は今《いま》の語《ご》を知《し》らざるも今人《こんじん》は古今《ここん》を知《し》れば古《ふる》きを取《と》りて歌《うた》に入《はい》るるも宜《よろ》しきも、古語《こご》を用《もち》うるはやむを得《え》ざる時《とき》に限《かぎ》るべし。

一《ひとつ》 叙事《じょじ》の歌《うた》も可《か》なるも、叙事《じょじ》の些末《さまつ》にわたるは生気《せいき》を逸《いっ》して興趣索然《きょうしゅさくぜん》たらしむ。細密《さいみつ》をむねとして平板《へいばん》を厭《いと》はざるは散文《さんぶん》に如《し》かず。

一《ひとつ》 全世界《ぜんせかい》に人《ひと》あり、人《ひと》あるところ詩歌《しいか》あり。他国語《たこくご》に訳《やく》せば悉《ことごと》くその味《あじ》を失《うしな》ふが如《ごと》きは詩歌《しいか》の本質《ほんしつ》に遠《とお》きが故《ゆえ》なり。歌詠《うたよ》み以外《いがい》に通《とお》しがたくば作者《さくしゃ》は大《おおい》に省《かえり》みて固陋狭隘《ころうきょうあい》を警《いまし》むべし。

ワンポイントアドバイス

古い言葉で書かれたものを読む時は、とにかく何回も繰り返してみるに如（し）くはないものです。氷が解けるように、次第に意味がわかってきます。教えは他にもあります。全部読んでみたくなりますね。

れば古きを取りて歌に入るるも宜しきも、古語を用うるはやむを得ざる時に限るべし

「昔の人は今の言葉を知りません。今の人は昔のことも知っているので、昔の言葉を使って歌に入れるのもいいのですが、古語を使う時には、どうしても使わなければ駄目な時だけにすべきです」

叙事の歌も可なるも、叙事の些末にわたるは生気を逸して興趣索然たらしむ

「事柄を歌うのもいいのですが、事を細かに書くと生き生きとした気力を失い、興味を感じさせないようになります」

細密をむねとして平板を厭はざるは散文に如かず

「細かなことを主軸にして、面白みもない抑揚のないものを書くには、散文ほどいいものはありません」

他国語に訳せば悉くその味を失ふが如きは詩歌の本質に遠きが故なり

「外国語に訳すとすべての味わいが失われるのは、詩歌の本質から遠いからです」

歌詠み以外に通しがたくば作者は大に省みて固陋狭隘を警むべし

「歌人だけにわかるものを書く作者は大いに反省し、見識が狭く古い習慣に固執していることを戒めるべきです」

秋艸道人（会津八一）

明治14（1881）年－昭和31（1956）年

新潟県生まれ。歌人、書家、美術史家。神童ぶりを発揮し、中学生の時から和歌や俳句に励みました。奈良の古美術などに材を取った総ひらがなによる万葉調和歌や、独特の風格を宿した書が有名です。

富嶽百景《ふがくひゃっけい》

太宰《だざい》治《おさむ》

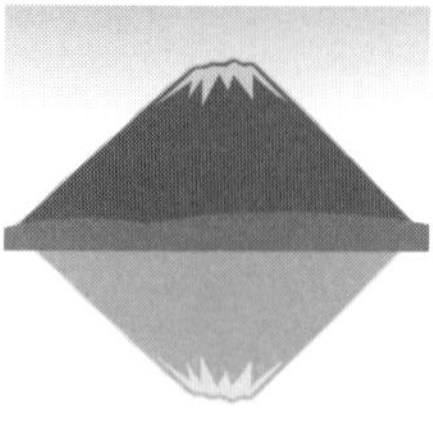

富士《ふじ》の頂角《ちょうかく》、広重《ひろしげ》の富士《ふじ》は八十五度《はちじゅうごど》、文晁《ぶんちょう》の富士《ふじ》も八十四度《はちじゅうよんど》くらい、けれども、陸軍《りくぐん》の実測図《じっそくず》によって東西及南北《とうざいおよびなんぼく》に断面図《だんめんず》を作《つく》ってみると、東西縦断《とうざいじゅうだん》は頂角《ちょうかく》、百二十四度《ひゃくにじゅうよんど》となり、南北《なんぼく》は百十七度《ひゃくじゅうななど》である。広重《ひろしげ》、文晁《ぶんちょう》に限《かぎ》らず、たいていの絵《え》の富士《ふじ》は、鋭角《えいかく》である。いただきが、細《ほそ》く、高《たか》く、華奢《きゃしゃ》である。北斎《ほくさい》にいたっては、その頂角《ちょうかく》、ほとんど三十度《さんじゅうど》くらい、エッフェル鉄塔《てっとう》のような富士《ふじ》をさえ描《か》いている。けれども、実際《じっさい》の富士《ふじ》は、鈍角《どんかく》も鈍《どん》角《かく》、のろくさと拡《ひろ》がり、東西《とうざい》、百二十四度《ひゃくにじゅうよんど》、

富嶽百景
昭和14（1939）年に発表された随筆です。「富士には月見草がよく似合う」という名句で知られた作品です。太宰は井伏鱒二の世話で甲府にて見合いをし、結婚します。この作品は、その時に見た富士に因んで書いたものです。

頂角
山頂、直円錐の先の部分を太宰はいっています。もともとは、二等辺三角形の等しい二辺の作る角をいいます。

広重
歌川広重（1797-1858）のことです。『東海道五十三次』『名所江戸百景』『近江八景』で知られる、江戸時代の浮世絵師です。

文晁
谷文晁（1763-1840）のことです。『帰去来図』『文晁画談』などで知られる、江戸南画界の大家です。

実測図
実際に測った結果を直接図に表した、縮尺の大きな地図です。

南北《なんぼく》は百十七度《ひゃくじゅうななど》、決《けっ》して、秀抜《しゅうばつ》の、すらと高《たか》い山《やま》ではない。たとえば私《わたし》が、印度《インド》かどこかの国《くに》から、突然《とつぜん》、鷲《わし》にさらわれ、すとんと日本《にほん》の沼津《ぬまづ》あたりの海岸《かいがん》に落《お》されて、ふと、この山《やま》を見《み》つけても、そんなに驚嘆《きょうたん》しないだろう。ニッポンのフジヤマを、あらかじめ憧《あこが》れているからこそ、ワンダフルなのであって、そうでなくて、そのような俗《ぞく》な宣伝《せんでん》を、一《いっ》さい知《し》らず、素朴《そぼく》な、純粋《じゅんすい》の、うつろな心《こころ》に、果《はた》して、どれだけ訴《うった》え得《う》るか、そのことになると、多少《たしょう》、心細《こころぼそ》い山《やま》である。

ワンポイントアドバイス

富士山を題材にしていますが、実はほとんど一目惚れした、結婚相手である女性のことを想って書いた文章です。優しいほんわかとした気持ちで、読んでみるのはいかがでしょうか。恋する気持ちが湧き出てきます。

秀抜

他に抜きんでて優れていることです。類語に「抜群」があります。

太宰 治

明治42（1909）年－昭和23（1948）年 青森県生まれ。小説家。太宰は、尊敬していた芥川龍之介の名を冠した芥川賞の選考委員だった作家・佐藤春夫に、受賞を懇願したと伝えられています。『富嶽百景』は、落ち着いていた時期に書かれた作品にあたります。

column1

「音読」と「朗読」は何が違う？

上手に本を読もうとするのはいいことです。でも、「上手」と言っても、「朗読」と「音読」での「上手」は違います。

朗読は、人に読んで聞かせるためのものです。悲しい場面では悲しい雰囲気で、喜びには明るい感情を込めて、役者が全身を使って演出するように、朗読者は声を使って人を感動させます。

でも、音読は自分のためのものです。人を感動させようとして読むより、まず、一つひとつの言葉を大きな声で、正確に発音することを気に留めてみましょう。「あいうえお」「かきくけこ」「さしすせそ」「たちつてと」……。五十音図の音を大きく口を開けて、発音することができるでしょうか？

私たちは日本語を学習しはじめる時に、必ず五十音図を同時に習います。母音は5つ、「あ（a）」「い（i）」「う（u）」「え（e）」「お（o）」です。「かきくけこ」は「K」に母音がそれぞれついたもの、「Ka」「Ki」「Ku」「Ke」「Ko」です。実際には、「K」に「a」が付くというような音で、日本語の「か」の音は発音されてはおらず、もっと2つの音はギュッと凝縮されたものなのですが、ゆっくり丁寧に「音読」をするには、このローマ字の「K」と「a」、「K」と「i」、ということをイメージしながら発音してみるといいと思います。

そのためには、お口が自由自在に動くように、準備運動も忘れないようにしましょう。舌を上下の歯の前の部分に当てながら、右回り10回、左回り10回！毎日やっていると舌の筋肉もつきます。口角も上がるようになって、発音だけでなく、笑顔も美しくなりますよ！

第2章

気持ちが落ち着く音読

この章では、しっとりとした詩、いにしえに思いを馳せたくなる物語、幼い頃を思い出す童話などを集めました。慌ただしい毎日に心がざわついてしまう時や、一日の終わりを静かに終えたい夜、読んでみてはいかがでしょうか。

夏夜《かや》

土井晩翠《どいばんすい》

静《しず》けき夏《なつ》の夜半《よわ》の空《そら》
遠《とお》き蛙《かえる》の歌《うた》聴《き》けば
無声《むせい》にまさるさびなれや
眠《ねむり》を誘《さそ》ふ《う》水《みず》の音《おと》
心《こころ》しづ《ず》かに流《なが》るれど
夕月山《ゆうづきやま》に落《お》ち行《ゆ》けば
影《かげ》を涵《ひた》さんよしもなし。
星夜《せいや》の空《そら》の薄光《うすびか》り
心《こころ》を遠《とお》く誘《さそ》ひ《い》つゝ《っ》

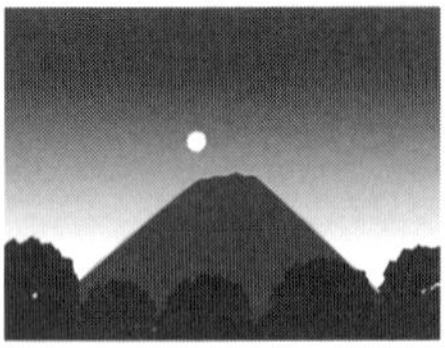

天地有情
明治32(1899)年、土井晩翠が28歳の時に刊行した詩集です。当時、文芸批評家として著名だった高山樗牛の斡旋によって出版されました。漢文訓読調の格調高い文体で綴られた詩情は、今なお高く評価されています。

さびなれや
漢字交じりであれば「寂びなれや」となります。「なれや」は詠嘆を表します。現代語にすると、「寂しさであろうか」となります。

影を涵さんよしもなし
「月影を潤すことさえもできない」という意味です。

神のかなづる玉琴に
「神のかなづる」は「神が奏でる」という意味です。「玉琴」は「美しい琴」です。この場合の「玉」は、褒める意味を示す美称です。

すゞ《ず》しくそよぐ風《かぜ》のねは
神《かみ》のかなづ《ず》る玉琴《たまごと》に
触《ふ》れてやひゞ《び》く天《てん》の楽《らく》、
昨日《きのう》の夢《ゆめ》と悲《かなし》みし
浮世《うきよ》の春《はる》は替《か》は《わ》れども
見《み》ずやとこよの春《はる》の花《はな》
散《ち》らでしぼまで大空《おおぞら》の
星《ほし》のあなたにほゝ《ほ》ゑ《え》むを。

ワンポイントアドバイス

古文の言葉は考えながら読まないと、つい変な意味で読んでしまうことも少なくありません。そんな時はちょっと笑ってみたりして、本来の意味を考えてみてください。格調の高さを感じられるように朗々と読みましょう！

触れてやひゞく天の楽
「触れてやひゞく」は「触れてこそ響く」という意味です。「天の楽」は「天上の音楽」をいう言葉として、平安時代から使われています。

悲みし
「悲しんだ」ということを意味します。

浮世の春は替はれども
「浮世」は「現世」「この世」をいいます。無常の時の移り変わりを表します。

見ずやとこよの
「見ずや」は「見ないのですか？」という意味です。「とこよ」は「常世（とこよ）」をいいます。「永久に変わらないこと」「いつまでも続いているもの」です。

散らでしぼまで
「散らで」は「散らないで」「しぼまで」は「凋（しぼ）まないで」という意味です。

星のあなたに
「あなた」は「彼方（かなた）」を意味します。「星の彼方から」ということです。

土井晩翠
明治4（1871）年－昭和27（1952）年
宮城県生まれ。詩人、英文学者。東京大学英文科在学中から雑誌『帝国文学』の編集を務め、同誌で詩を発表します。『天地有情』は彼の最初の詩集で、漢語を用いた新体詩の男性的な調べで人気を博しました。

ふらんす物語《ものがたり》

永井荷風《ながいかふう》

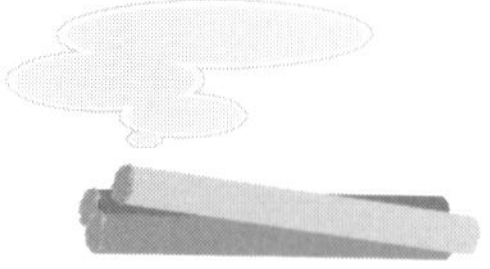

ローン河畔《かはん》の低地《ていち》を蔽《おお》い尽《つく》す冬《ふゆ》の霧《きり》に包《つつ》まれて、日頃《ひごろ》は眠《ねむ》れる如《ごと》くに寂《しん》としたリヨンの市街《まち》も、今日《きょう》はさすがに行《ゆ》く年《とし》の夜《よ》とて、夕暮近《ゆうぐれちか》くからは殊更《ことさら》にさまざまな街《まち》の物音《ものおと》、さながら夜半《よわ》の嵐夕《あらしゆうべ》の潮《うしお》の吠《ほえ》るがように、薄暗《うすぐら》い五階目《ごかいめ》の閉切《しめき》った吾《わ》が室《へや》の窓《まど》まで響《ひび》いて来《く》るのであった。

暖炉《だんろ》の傍《そば》の椅子《いす》から立《た》って窓《まど》から見下《みおろ》すと、霧立《きりた》ちこめる街《まち》の面《おもて》は、祭《まつり》の夜《よ》に異《こと》ならぬ燈火《ともしび》のきらめき、往来《ゆきき》の人《ひと》の影《かげ》。

ふらんす物語
明治41（1908）年から翌年にかけて雑誌に発表された、荷風の外遊の収穫を示す作品のひとつです。荷風の芳醇な異国趣味と新鮮な近代感覚は、当時の文学界に大きな影響を与えました。

ローン河畔
ローン河のほとりという意味です。源流はスイスのサン＝ゴタール山塊ローヌ氷河です。

リヨン
ローン河とソーヌ河がちょうど一緒になるところにある、古い街です。シルクロードの終着点ともいわれ、絹織物が盛んでした。また、小説家の遠藤周作が留学したところとしても知られています。

夕の潮の吠るがように
「夜になって満ちて来た波の音がまるでゴーゴーと吠えて聞こえて来るように」という意味です。

五階目
フランスでは、日本での建物の1階は「0階」、2階を「1階」、3階を「2階」と数えます。ここでいう「5階目」の「目」は、自分のアパートが6階に当たるということを意味するために、わざと付けたものです。

ああ、今年《ことし》も今夜《こんや》かぎり、去《さ》って再《ふたた》び還《かえ》っては来《こ》ぬのかと思《おも》うと、何《なん》となく悲《かな》しいような、そして俄《にわか》に心《こころ》の急《せ》き立《た》つような気《き》になる。再《ふたた》び椅子《いす》に落《お》ちて自分《じぶん》はどうしてこの夜《よ》を送《おく》ろうか。どうして来《きた》るべき年《とし》を迎《むか》えようかと考《かんが》え始《はじ》めた。その時《とき》戸《と》を叩《たた》いて下宿屋《パンシオン》の下《げ》女《じょ》が、

——御食事《おしょくじ》が出来《でき》ました、モッシュー。

自分《じぶん》は喫《す》っていた巻煙草《まきたばこ》を暖炉《だんろ》の中《なか》に投《な》げ捨《す》ててそのまま食堂《しょくどう》へ下《お》りて行《い》った。

ワンポイントアドバイス

フランスの冬は、どんよりとした鉛色の雲が懸かって陰鬱な日が多くあります。そしてクリスマスは皆が家族で過ごすために、家族のいない人にとっては陰鬱です。そんなもの悲しさを思いながら読んでみてください。

面
「表通り」という意味です。

落ちて
「どんと、力なく腰を下ろして」という意味です。

下宿屋
フランスで、食事付きで宿泊させる宿屋のことをいいます。

モッシュー
「ムッシュ（monsieur）」、男の人に「だんな様」というような感じで呼び掛ける言葉です。

巻煙草
細長く巻き固め、一端に火をつけて吸うようにしたタバコです。「紙巻き煙草」ともいいます。

永井荷風
明治12（1879）年－昭和34（1959）年
東京生まれ。小説家。ゾラの影響を受けて『地獄の花』を発表。米仏に留学後、『あめりか物語』等の作品を発表し、耽美派の代表作家になります。数々の作品を発表し、晩年には文化勲章を受章しました。

小倉百人一首《おぐらひゃくにんいっしゅ》

もろともに　あはれと思《おも》へ　山桜《やまざくら》
花《はな》よりほかに　知《し》る人《ひと》もなし
大僧正行尊《だいそうじょうぎょうそん》

春《はる》の夜《よ》の　夢《ゆめ》ばかりなる　手枕《たまくら》に
かひ《い》なく立《た》たむ《ん》　名《な》こそ惜《お》しけれ
周防内侍《すおうのないし》

天《あま》の原《はら》　ふりさけ見《み》れば　春日《かすが》なる
三笠《みかさ》の山《やま》に　出《い》でし月《つき》かも
安倍仲麿《あべのなかまろ》

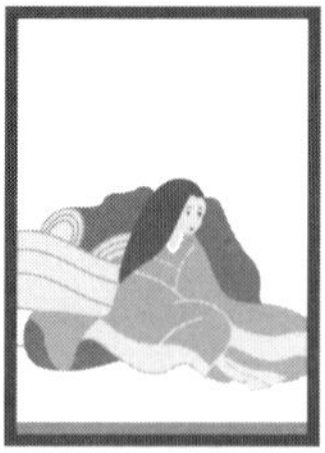

小倉百人一首
「こくらひゃくにんひとくび」と読んで怪談だと思った人がいるそうですが、「おぐら」は選者と言われる藤原定家の山荘の名前で、「百人」の歌人からそれぞれ「一首」を選んだという意味です。かるたとしても使われます。

もろともに　あはれと思へ　山桜
花よりほかに　知る人もなし
（私がお前を愛しく思うように）一緒に愛しいと思っておくれ、山桜よ。この山奥では桜の花の他に知り合いもおらず、ただ独りなのだから。

春の夜の　夢ばかりなる　手枕に
かひなく立たむ　名こそ惜しけれ
春の夜の短い夢のような儚い、たわむれの腕枕のために、つまらない浮名が立ったりしたら本当に口惜しいことです。

天の原　ふりさけ見れば　春日なる
三笠の山に　出でし月かも
広い空を振り仰いで眺めると美しい月が出ているが、あの月はきっと、故郷・春日の三笠の山に出た月と同じ月だろう（ああ、本当に恋しいなあ）。

人《ひと》はいさ　心《こころ》も知《し》らず　ふるさとは
花《はな》ぞ昔《むかし》の　香《か》ににほひ《おい》ける
紀貫之《きのつらゆき》

世《よ》の中《なか》よ　道《みち》こそなけれ　思《おも》ひ《い》入《い》る
山《やま》の奥《おく》にも　鹿《しか》ぞ鳴《な》くなる
皇太后宮大夫俊成《こうたいごうぐうのだいぶしゅんぜい》

ながからむ《ん》　心《こころ》も知《し》らず　黒髪《くろかみ》の
みだれてけさは　ものをこそ思《おも》へ《え》
待賢門院堀河《たいけんもんいんのほりかわ》

ワンポイントアドバイス

伝統的に和歌は、2度繰り返して読むことになっています。ぜひ1度だけではなく2度、同じものを繰り返して読んでください。千年前の日本人の心がよみがえってくるのを感じてみましょう。

人はいさ　心も知らず　ふるさとは　花ぞ昔の　香ににほひける
あなたはさて、どうでしょうね。他人の心はわからないけれど、昔なじみのこの里では、梅の花だけがかつてと同じいい香りを漂わせています。

世の中よ　道こそなけれ　思ひ入る　山の奥にも　鹿ぞ鳴くなる
世の中よ、ここにはつらいことから逃れられるような道などないのですね。思いつめて入った山の奥にも、鹿が物悲しく鳴いているのが聞こえています。

ながからむ　心も知らず　黒髪の　みだれてけさは　ものをこそ思へ
(昨夜契りを結んだ)あなたは末永く心変わりはしないと仰いましたが、どこまでが本心か心を測りかねて、お別れした今朝はこの黒髪のように心乱れて、いろいろ物思いにふけってしまうのです。

平安時代末期から鎌倉時代初期にかけて活躍した公家・藤原定家によって選ばれたと伝えられますが、本当のところははっきりしません。飛鳥時代から鎌倉時代までにかけての百首もの和歌が収められています。

夜《よる》ふる雪《ゆき》

北原白秋《きたはらはくしゅう》

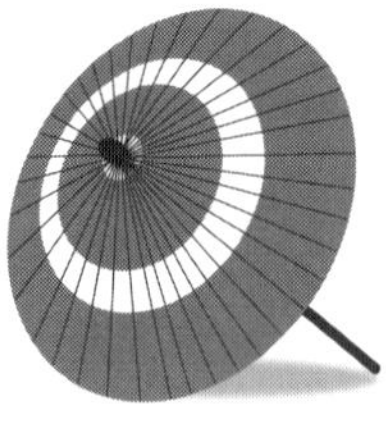

蛇目《じゃのめ》の傘《かさ》にふる雪《ゆき》は
むらさきうすくふりしきる。
空《そら》を仰《あお》げば松《まつ》の葉《は》に
忍《しの》びがへ《え》しにふりしきる。
酒《さけ》に酔《よ》うたる足《あし》もとの
薄《うす》い光《ひかり》にふりしきる。
拍子木《ひょうしぎ》をうつはね幕《まく》の
遠《とお》いこころにふりしきる。
思《おも》ひ《い》なしかは知《し》らねども
見《み》えぬあなたもふりしきる。
河岸《かし》の夜《よ》ふけにふる雪《ゆき》は

東京景物詩
「夜ふる雪」は、北原白秋が大正2（1913）年に発表した詩集『東京景物詩』に収録された作品のひとつです。白秋28歳の頃の作品が中心で、言葉を自在に駆使して、自由を満喫している青年の呼吸が感じられます。

蛇目
和傘のことをいいます。傘を開くと中心に、ヘビの目のような太い輪の模様が出るところから、この名前がつきました。

むらさきうすく
赤紫色の蛇目傘に降り積もる雪を傘の内側から見ると、薄紫色に見えます。

忍びがへし
塀を越えて入って来られないように、塀の上につけた竹や鉄、木で作った先の鋭い器具をいいます。

拍子木
方柱形の短い二つの木でできたものです。これを叩いて合図にしたり、拍子を取るための音を出したりします。

はね幕
「芝居がはねた」という意味です。観客席の入口に筵（むしろ）を掛け、芝居が終わるとその筵をはねて、客が出やすくしたということに由来します。

蛇目《じゃのめ》の傘《かさ》にふりしきる。
水《みず》の面《おもて》にその陰影《かげ》に
むらさき薄《うす》くふりしきる。
酒《さけ》に酔《よ》うたる足《あし》もとの
弱《よわ》い涙《なみだ》にふりしきる。
声《こえ》もせぬ夜《よ》のくらやみを
ひとり通《とお》ればふりしきる。
思《おも》ひ《い》なしかはしらねども
こころ細《こま》かにふりしきる。
蛇目《じゃのめ》の傘《かさ》にふる雪《ゆき》は
むらさき薄《うす》くふりしきる。

ワンポイントアドバイス

この詩には曲もついています。でも、詩として読んでみてください。故郷や故郷にいる人を思い浮べて読むと、しんしんと降る雪の白さが感じられます。少し酔ってから読むと、泣きたくなる思いがしてきます。

思ひなしかは知らねども
「思ひなしか」とは、「そう思うせいか」「気のせいか」「なんとなく」という意味です。全体では、「気のせいかもしれないけれど」ということです。

水の面
ここでは、故郷・福岡県柳川の水路の水面を思い浮かべて言っているのでしょう。

こころ細かに
「心にまで染み入るほどに」というような意味と、「とても心細くなるほどに」という意味を両方兼ねるように書いたものです。

北原白秋
明治18(1885)年 - 昭和17(1942)年
福岡県生まれ。詩人、歌人、童謡作家。明治時代の末期、白秋は木下杢太郎らと共に「パンの会」を発足させます。「パンの会」は文学者や美術家たちの集まりで、耽美派 反自然主義という特徴があります。

銀《ぎん》河《が》鉄《てつ》道《どう》の夜《よる》

宮沢賢治《みやざわけんじ》

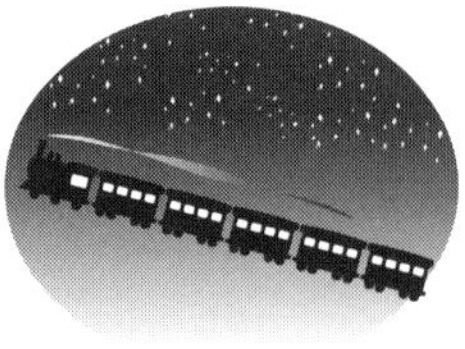

「さようなら。」ジョバンニはまるで泣《な》き出《だ》したいのをこらえて怒《おこ》ったようにぶっきり棒《ぼう》に云《い》いました。女《おんな》の子《こ》はいかにもつらそうに眼《め》を大《おお》きくしても一度《いちど》こっちをふりかえってそれからあとはもうだまって出《で》て行《い》ってしまいました。汽車《きしゃ》の中《なか》はもう半分以上《はんぶんいじょう》も空《あ》いてしまい俄《にわ》かにがらんとしてさびしくなり風《かぜ》がいっぱいに吹《ふ》き込《こ》みました。

そして見《み》ているとみんなはつつましく列《れつ》を組《く》んであの十字架《じゅうじか》の前《まえ》の天《あま》の川《がわ》のなぎさにひざまずいていました。そしてその見《み》えない天《あま》

ぶっきり棒

「ぶっきらぼう」の元の言い方です。

銀河鉄道の夜

宮沢賢治の代表作のひとつです。未定稿の作品で、少なくとも3回改稿されていることが確認されています。岩手県盛岡市の「舟っこ流し」というお祭りがモデルといわれます。透明なほどに美しく哀しい作品です。

の川《がわ》の水《みず》をわたってひとりの神々《こうごう》しい白《しろ》いきものの人《ひと》が手《て》をのばしてこっちへ来《く》るのを二人《ふたり》は見《み》ました。けれどもそのときはもう硝子《ガラス》の呼子《よぶこ》は鳴《な》らされ汽車《きしゃ》はうごき出《だ》しと思《おも》ううちに銀《ぎん》いろの霧《きり》が川下《かわしも》の方《ほう》からすうっと流《なが》れて来《き》てもうそっちは何《なに》も見《み》えなくなりました。ただたくさんのくるみの木《き》が葉《は》をさんさんと光《ひか》らしてその霧《きり》の中《なか》に立《た》ち黄金《きん》の円光をもった電気栗鼠《でんきりす》が可愛《かわい》い顔《かお》をその中《なか》からちらちらのぞいているだけでした。

ワンポイントアドバイス

優しく切ない文章です。一つひとつの言葉がまるで銀河を彩る光の粒のようです。この純粋な光の粒が心のなかに降って来るような気持ちで、音読してみてください。目だけで読んでいた時とは異なる感覚に包まれます。

呼子
人を呼ぶ時などに、合図として吹く小さな笛のことです。

円光
丸い形の光です。

電気栗鼠
リスがチョコチョコと動く様子をまるで電気仕掛けであるように見て表現した、宮沢賢治らしい喩えです。

宮沢賢治
明治29(1896)年 - 昭和8年(1933)年
岩手県生まれ。童話作家、詩人。故郷の自然や人々の暮らしに材をとった作品を遺しました。彼が心に描いた理想郷は「イーハトーブ」と呼ばれ、その言葉は岩手県を指す美しい言葉としても知られます。

伊勢物語《いせものがたり》　筒井筒《つついづつ》

むかし、ゐ《い》なかわたらひ《い》しける人《ひと》の子《こ》ども、井《い》のもとにいでて遊《あそ》びけるを、おとなになりにければ、男《おとこ》も女《おんな》もはぢ《じ》かは《わ》してありけれど、男《おとこ》はこの女《おんな》をこそ得《え》めと思《おも》ふ《う》。女《おんな》はこの男《おとこ》をと思《おも》ひ《い》つつ、親《おや》のあは《わ》すれども聞《き》かでなむ《ん》ありける。さて、このとなりの男《おとこ》のもとより、かくなむ《ん》、

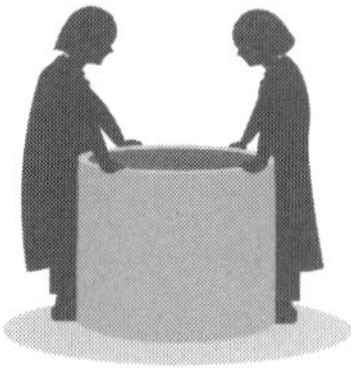

伊勢物語
全部で125段から作られている歌物語です。在原業平（ありわらのなりひら）の歌が多く載せられていますが、作者は業平ではなく、わかっていません。紫式部も読んでいて、「色好み」という点で多くの作品に影響を与えました。

ゐなかわたらひしける人の子ども
漢字では「田舎渡らい」と書かれます。「地方を回って生計を立てていた人の子ども」という意味です。

井のもとにいでて遊びけるを
「丸い井戸の竹垣の周りで遊んでいたが」という意味です。

はぢかはしてありけれど
漢字で「恥じ交わして」と書くことができます。「互いに恥ずかしく思っていましたが」という意味です。

この女をこそ得めと思ふ
「この女性を妻にしようと思っていた」という意味です。

親のあはすれども聞かでなむありける
「親が他の人と結婚させようとしましたが、それを聞こうとはしませんでした」という意味です。「あはすれど」は「妻合わせようとしたが」という意味です。

かくなむ
「このように（言って来たのでした）」という意味です。

筒井《つつい》つの井筒《いづつ》にかけしまろがたけ過《す》ぎにけらしな妹見《いもみ》ざるまに

女《おんな》、返《かえ》し、

くらべこしふりわけ髪《がみ》も肩《かた》すぎぬ君《きみ》ならずしてたれかあぐべき

などいひ《い》ひ《い》て、つひ《い》に本意《ほい》のごとくあひ《い》にけり。

筒井つの井筒にかけしまろがたけ過ぎにけらしな妹見ざるまに
「円筒形に掘り下げた井戸の囲いと高さを測って比べた私の背丈も、囲いの高さを越えてしまいましたよ、あなたを見ないでいるうちに」という意味です。「妹」は「いもうと」ではなく、「かわいいあなた」という意味です。

くらべこしふりわけ髪も肩すぎぬ君ならずしてたれかあぐべき
「あなたと長さを比べ合ってきた私の振り分け髪も、もう肩までの長さを越してしまいましたよ、あなた以外の人のために、この髪を結い上げたりはいたしません」という意味です。「髪を結う」のは、結婚するということを象徴しています。

いひいひて
「何度も言い合って」という意味です。

つひに本意のごとくあひにけり
「とうとう念願通りに結婚したのでした」という意味です。

!
ワンポイントアドバイス

幼なじみで遊んでいた仲がお互い忘れられず結婚するというのは、とても素敵なことではないかと思います。いろいろな恋がありますが、小さい頃好きだった人のことを思い浮かべながら、読んでみてはいかがでしょうか。

胡蝶《こちょう》

八木重吉《やぎじゅうきち》

へんぽんと　ひるがへり《え》　かけり
胡蝶《こちょう》は　そらに　まひ《い》のぼる
ゆくてさだめし　ゆえならず
ゆくて　かがやく　ゆえならず
ただひたすらに　かけりゆく

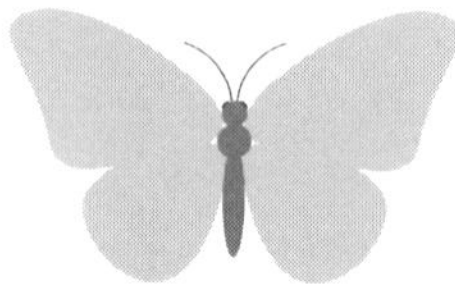

胡蝶
27歳の時に刊行した『秋の瞳』に収録された作品です。キリスト教徒として洗礼を受け、愛する女性と結婚した時代に書かれました。29年という八木の短い一生の中で、もっとも充実していた時の詩です。

へんぽんと
普通なら「ひらひらと」というところでしょうが、翻って急に高く飛び上がることを、こんなふうに表現しているのです。

かけり
漢字では「翔る」と書きます。「空高く飛ぶ」という意味です。

ゆくてさだめし
「行く手を定めて」、つまり「行く場所をあらかじめ決めて」という意味です。

ゆえならず
「わけではなく」という意味で、「ゆくてさだめし　ゆえならず」は「行く手を定めたわけではなく」という意味になります。

ああ　ましろき　胡蝶《こちょう》
みずや　みずや　ああ　かけりゆく
ゆくてもしらず　とももあらず
ひとすぢ《じ》に　ひとすぢ《じ》に
あくがれの　ほそくふるふ《う》　銀絲《ぎんし》をあへ《え》ぐ

ワンポイントアドバイス

蝶の飛翔をこんなふうに美しい言葉で綴ったものはないでしょう。古い日本語が見えますが、その一つひとつの言葉にも蝶の優雅な味が出ていますね。蝶が空を飛び、翔けるさまを思い浮かべながら読んでみましょう。

みずや
「見なかったか?」という意味です。

あくがれ
「あこがれ」の古い言い方です。漢字では「憧」あるいは「憬」と書きます。

ふるふ
漢字で書くと「震える」となります。

銀絲
銀の糸で織ったような蝶の羽をいったものです。

あへぐ
せわしなく、休むこともなく、羽を羽ばたかせていることを表現しています。

八木重吉
明治31(1898)年-昭和2(1927)年
東京生まれ。詩人。英語教師を務める傍ら、詩作に励みました。敬虔なキリスト教徒であり、純粋な美しさを湛えた作風で知られます。結核のため若くして世を去り、自選の詩集『貧しき信徒』は死後に刊行されました。

三百年後《さんびゃくねんご》

小倉金之助《おぐらきんのすけ》

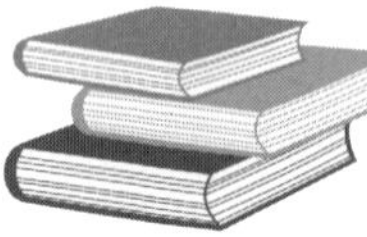

老境《ろうきょう》にはいると、若《わか》い時分《じぶん》のような楽《たの》みが、だんだんと無《な》くなって来《く》る。殊《こと》に近頃《ちかごろ》の御時《ごじ》勢《せい》では、喰《た》べ物《もの》も大分《だいぶ》まずくなったように思《おも》われるし、白米《はくまい》にも御別《おわか》れを告《つ》げたし、いまにお酒《さけ》もろくに飲《の》めない時《とき》が来《く》るかも知《し》れない。只今《ただいま》では、私《わたし》の楽《たの》みといえば、古本《ふるほん》いじりときまってしまった。

この頃《ごろ》の寒《さむ》さでも、天気《てんき》のいい日《ひ》に、日当《ひあた》りのよい廊下《ろうか》で、三百年《さんびゃくねん》も以前《いぜん》の和本《わほん》や唐本《とうほん》や洋書《ようしょ》などを、手当《てあた》り次第《しだい》に取上《とりあ》げて、いい

三百年後
昭和15（1940）年、岩波書店の雑誌『図書』に掲載された随筆です。三百年という時を経た古本を読むことへの想いが温かく伝わってきますが、同時に著者は、三百年後に自分たちの仕事が残っているだろうかと問うのです。

殊に
「特に」「とりわけ」という意味です。

和本
日本で作られた古い本のことです。

唐本
中国で作られた本をいいます。

加減《かげん》のところから読《よ》みはじめる楽《たの》しみは、およそ何物《なにもの》にも代《か》え難《がた》いものがある。

妙《みょう》なもので、書物《しょもつ》も三百年位《さんびゃくねんくらい》の歳《とし》を取《と》ると、私《わたし》にはただ懐《なつ》かしいのだ。よくも今《いま》まで生《い》きていて、そしてよくも貧《まず》しい私《わたし》の懐《ふところ》に飛込《とびこ》んで来《き》て呉《く》れたものだ。そう云《い》う感謝《かんしゃ》の気分《きぶん》にもなるし、時《とき》にはまた、ほんとうに此世《このよ》でお目《め》にかかれてよかった、と云《い》う様《よう》な、三百年《さんびゃくねん》前《まえ》の恋人《こいびと》とのめぐり逢《あ》い。——どうかすると、そんな気分《きぶん》にもなることがあるのである。

ワンポイントアドバイス

「日当りのよい廊下で」、ほんわかとした気分で読んでみましょう。なんだか懐かしい空気が文章から立ちのぼってきませんか。日々いろいろありますが、本に没頭している時はすべてを忘れることができますね。

小倉金之助
明治18（1885）年－昭和37（1962）年
山形県生まれ。数学者。東京物理学校（現・東京理科大学）を卒業した後、家業を継ぎながら数学を独学しました。論文をまとめた『数学史研究』などの著作を残し、国際的数学者と呼ばれます。

一房《ひとふさ》の葡萄《ぶどう》

有島武郎《ありしまたけお》

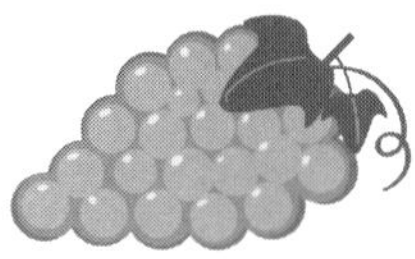

ふと僕《ぼく》は肩《かた》を軽《かる》くゆすぶられて眼《め》をさましました。僕《ぼく》は先生《せんせい》の部屋《へや》でいつの間《ま》にか泣寝《なきね》入《い》りをしていたと見《み》えます。少《すこ》し痩《や》せて身長《せい》の高《たか》い先生《せんせい》は、笑顔《えがお》を見《み》せて僕《ぼく》を見《み》おろしていられました。僕《ぼく》は眠《ねむ》ったために気分《きぶん》がよくなって今《いま》まであったことは忘《わす》れてしまって、少《すこ》し恥《はず》かしそうに笑《わら》いかえしながら、慌《あわ》てて膝《ひざ》の上《うえ》から辷《すべ》り落《お》ちそうになっていた葡萄《ぶどう》の房《ふさ》をつまみ上《あ》げましたが、すぐ悲《かな》しいことを

一房の葡萄

大正9（1920）年、雑誌『赤い鳥』に掲載された童話です。主人公の「僕」が、西洋人の同級生・ジムが持っている舶来の絵の具を盗み、それがすぐに憧れの美しい先生に見つかってしまうという小説です。

思《おも》い出《だ》して、笑《わら》いも何《なに》も引《ひ》っ込《こ》んでしまいました。

「そんなに悲《かな》しい顔《かお》をしないでもよろしい。もうみんなは帰《かえ》ってしまいましたから、あなたもお帰《かえ》りなさい。そして明日《あした》はどんなことがあっても学校《がっこう》に来《こ》なければいけませんよ。あなたの顔《かお》を見《み》ないと私《わたし》は悲《かな》しく思《おも》いますよ。屹度《きっと》ですよ」

ワンポイントアドバイス

悪いことをしたことがばれて、心が締め付けられているところを思い浮かべてみてください。そして後悔の念をバネに、もう一度立ち直る勇気を教えてくれる先生の心がここにあることを！　人生は捨てたものではありません。

有島武郎
明治11（1878）年 - 大正12（1923）年
東京生まれ。小説家。キリスト教入信、アメリカ留学など西洋思想に馴染み、社会主義に共鳴します。父と妻の死を機に本格的な作家生活に入り、小説『カインの末裔』、評論『惜みなく愛は奪ふ』などを書きました。

故郷《ふるさと》

高野辰之《たかのたつゆき》

兎追《うさぎお》いし　かの山《やま》
小鮒釣《こぶなつ》りし　かの川《かわ》
夢《ゆめ》は今《いま》も　めぐりて
忘《わす》れがたき　故郷《ふるさと》

如何《いか》にいます　父母《ちちはは》
恙《つつが》なしや　友《とも》がき

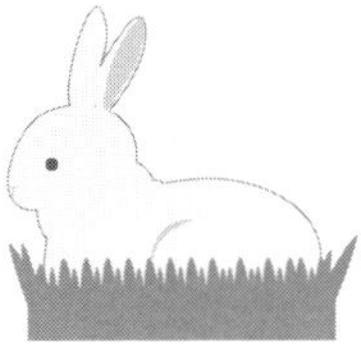

故郷
「唱歌」という性質上、この詩は高野辰之が作ったということは長く伏せられて来ました。それを明らかにしたのは、猪瀬直樹・著『ふるさとを創った男』です。実は唱歌こそが現代の「日本語」を創ったのでした。

追いし
「し」は過去を表す古語の助動詞です。「追った」という意味です。

かの山
「あの山」という意味なのですが、「かの山」と言うと、心の中で指して具体的に、子どもの頃見た山を思い出しているような感じがします。

如何にいます
「どうしていらっしゃるだろうか」という意味です。この文章は、『論語』の「父母在（いま）せば、遠く遊ばず」という言葉を典故として書かれています。

恙なしや
「変わりないだろうか」という意味です。「恙」は病気などの災いをいう言葉で、「病気などしていないだろうか」と人を思い遣る気持ちを表しています。

友がき
漢字では「友垣」と書きます。「垣」は

雨《あめ》に風《かぜ》に　つけても
思《おも》いいずる　故郷《ふるさと》
こころざしを　はたして
いつの日《ひ》にか　帰《かえ》らん
山《やま》はあおき　故郷《ふるさと》
水《みず》は清《きよ》き　故郷《ふるさと》

ワンポイントアドバイス

この歌を聞いたり歌ったりすると、思わず涙がこぼれるという人も少なくありません。心の中にある、子どもの時に見た自然、友達の顔、父母の姿、そうしたものを思い浮かべながら、歌わずに読んでみてください。

「垣を結う」という言葉に基づいて、「交わりを結ぶ」ことを言ったものです。「関わりを持った、たくさんの友たち」という意味です。

つけても
「それにしても」という意味です。「そのことはそれであるにしても」と、前に言った「雨」や「風」を強調しています。

思いいずる
「思い出す」ということですが、「自然と思い出が湧いて来る」というニュアンスが、「いずる」に感じられるのではないでしょうか。

はたして
「果たして」「思いを遂げて」「実現して」という意味です。

帰らん
「帰ろう」という意味です。「ん」は古語では「む」と書かれることもある、意志を表す助動詞です。

高野辰之
明治9(1876)年－昭和22(1947)年 長野県生まれ。国文学者。現代国語学の父・上田万年(うえだかずとし)に師事しました。演劇史・歌謡史を研究し、「春の小川」「朧月夜」「春が来た」など、今も多くの人々に歌い継がれる作品を残しています。

かもめ／夏《なつ》の夜《よる》

島崎藤村《しまざきとうそん》

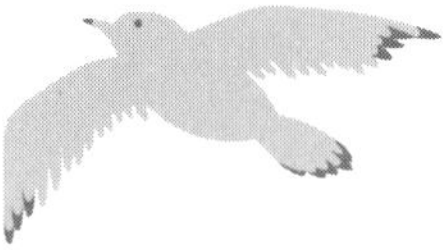

かもめ

波《なみ》に生《うま》れて波《なみ》に死《し》ぬ
情《なさけ》の海《うみ》のかもめどり
恋《こい》の激浪《おおなみ》たちさわぎ
夢《ゆめ》むすぶべきひまもなし

闇《くら》き潮《うしお》の驚《おどろ》きて
流《なが》れて帰《かえ》るわだつみの
鳥《とり》の行衛《ゆくえ》も見《み》えわかぬ
波《なみ》にうきねのかもめどり

夏《なつ》の夜《よる》

君《きみ》と遊《あそ》ばん夏《なつ》の夜《よ》の

若菜集
明治30（１８９７）年に刊行された島崎藤村の詩集です。出版の前年、藤村は母の死に遭っています。この傷心を慰めるために詩を書きました。七五調の美しい言葉が、まるで母への追慕のように織りなされています。

わだつみ
「海」を古語では「わた」と呼びました。「つ」は「の」の古い言い方で、「み」は「霊」をいいます。「海の神様がいるところ」ということから、「わだつみ」は海原そのものも指すようになりました。

見えわかぬ
「見えわかぬ」は「見えわからぬ」が凝縮して書かれたものです。「見てもわからない」という意味です。

うきね
「うきね」は漢字で書くと「浮寝」となります。かもめなどの水鳥が、水に浮いたままで寝ることをいったものです。ここから、「不安定な心」「心が落ち着かないこと」「恋心」などを示唆します。

遊ばん
「遊ばむ」と書くこともできます。話し手自身の意志や希望を表し、「遊びたいなあ」というような意味になります。

下すゞみ
漢字で「下涼」と書きます。樹木の影などで涼むことをいいます。

歌へかし
「かし」は間投助詞と呼ばれるもので、

青葉《あおば》の影《かげ》の下《した》すゞ《ず》み
短《みじ》かき夢《ゆめ》は結《むす》ばずも
せめてこよひ《い》は歌《うた》へ《え》かし

雲《くも》となりまた雨《あめ》となる
昼《ひる》の愁《うれ》ひ《い》はたえずとも
星《ほし》の光《ひかり》をかぞへ《え》見《み》よ
楽《たのし》みのかず夜《よ》は尽《つ》きじ

夢《ゆめ》かうつゝ《つ》か天《あま》の川《がわ》
星《ほし》に仮寝《かりね》の織姫《おりひめ》の
ひゞ《び》きもすみてこひ《い》わたる
梭《おさ》の遠音《とおね》を聞《き》かめやも

ワンポイントアドバイス

七五調の美しさを意識して繰り返し読んでみてください。「かもめ」の詩からは、七五調の言葉の連なりから波の音が聞こえてきませんか。また「夏の夜」からは、織姫の機織りのリズムが聞こえてくるようです。

文末に使われます。聞き手あるいは自分に念を押すような意味を醸し出します。ここでは「歌おうよ」というような現代語訳になります。

尽きじ
「じ」は「まだ実現していない事柄に対する打ち消しの推量」を表す助動詞です。「夜は尽きじ」で「夜はまだ尽きないでしょうから」という意味になります。

仮寝
「仮寝」は「うたたね」を意味する言葉ですが、ここでは「旅先で宿泊すること」「仮の宿り」の意味で使われています。

ひゞきもすみてこひわたる
「ひびき」は「織り姫が織る機織りの響き」です。「こひわたる」の「わたる」は「しつづける」という意味を表し、「恋し続ける」ことをいいます。

梭
「筬」とも書かれます。機織りの時に使う櫛形の道具で、横糸を通すたびにこれを圧して、布の織り目を密にします。

遠音
「遠くから聞こえて来る音」をいいます。

聞かめやも
「聞くだろうか」という意味です。

島崎藤村
明治5（1872）年 - 昭和18（1943）年
現在の岐阜県生まれ。小説家、詩人。『若菜集』を第一詩集として刊行し、浪漫主義詩人として高い評価を得ました。後に小説家に転向し、『破戒』『夜明け前』といった大作を生み出していきます。

赤《あか》い蝋燭《ろうそく》と人魚《にんぎょ》

小川未明《おがわみめい》

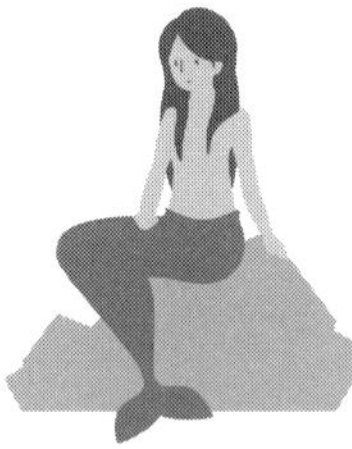

人魚《にんぎょ》は、南《みなみ》の方《ほう》の海《うみ》にばかり棲《す》んでいるのではありません。北《きた》の海《うみ》にも棲《す》んでいたのであります。

北方《ほっぽう》の海《うみ》の色《いろ》は、青《あお》うございました。ある時《とき》、岩《いわ》の上《うえ》に、女《おんな》の人魚《にんぎょ》があがって、あたりの景色《けしき》を眺《なが》めながら休《やす》んでいました。

雲間《くもま》から洩《も》れた月《つき》の光《ひかり》がさびしく、波《なみ》の上《うえ》を照《てら》していました。どちらを見《み》ても限《かぎ》りない、物凄《ものすご》い波《なみ》がうねうねと動《うご》いているのであります。

なんという淋《さび》しい景色《けしき》だろうと人魚《にんぎょ》は思《おも》いました。自分達《じぶんたち》は、人間《にんげん》とあまり姿《すがた》は変《かわ》っていない。魚《さかな》や、また底深《そこふか》い海《うみ》の中《なか》に棲《す》んでいる気《き》の荒《あら》い、いろいろな獣物等《けものなど》とくらべたら、どれ程人間《ほどにんげん》の方《ほう》

赤い蝋燭と人魚

大正10（1921）年、朝日新聞に発表されました。小川未明は故郷・新潟県上越市（大潟区）雁子浜にある人魚の伝説を基に、この童話を書いています。もともとは人魚が人間の男と恋に落ちて死んでしまうという話です。

棲んで

「住む」と「棲む」、どちらも「すむ」と読みますが、「イ」がついている「住む」は、「人が住んでいる」という意味があります。これに対して「棲む」は、人ではない動物などが「棲息している」というニュアンスの違いがあります。

に、心《こころ》も姿《すがた》も似《に》ているか知《し》れない。それだのに、自分達《じぶんたち》は、やはり魚《さかな》や、獣物等《けものなど》といっしょに、冷《つめ》たい、暗《くら》い、気《き》の滅入《めい》りそうな海《うみ》の中《なか》に暮《く》らさなければならないというのは、どうしたことだろうと思《おも》いました。

長《なが》い年月《としつき》の間《あいだ》、話《はなし》をする相手《あいて》もなく、いつも明《あか》るい海《うみ》の面《おもて》を憧《あこ》がれて、暮《く》らして来《き》たことを思《おも》いますと、人魚《にんぎょ》はたまらなかったのであります。そして、月《つき》の明《あか》るく照《てら》す晩《ばん》に、海《うみ》の面《おもて》に浮《うか》んで岩《いわ》の上《うえ》に休《やす》んで、いろいろな空想《くうそう》に耽《ふけ》るのが常《つね》でありました。

それだのに

「それなのに」と同じです。「だ」と「な」は同じく、舌の先が上顎に触れることで発音されます。ですから鼻が詰まったりすると、「だ」と「な」は音がよく交替したりします。

ワンポイントアドバイス

冬の日本海の寂しさ、暗さを思い浮かべてみましょう。そして西洋の人魚とは違う、哀しさを胸に秘めた日本の人魚を思ってみてください。文章の中に、底知れぬ闇から迫る波の音が聞こえてくるような気がしませんか。

小川未明

明治15（1882）年－昭和36（1961）年

新潟県生まれ。小説家、童話作家。師・坪内逍遥から、雅号「未明」を授かります。大正15（1926）年に「今後を童話作家に」と宣言、「芸術は次の時代のためのものでなければならない」とし、児童文学の発展に寄与しました。

こほ《お》ろぎ

木下杢太郎《きのしたもくたろう》

こほ《お》ろこほ《お》ろと鳴《な》く虫《むし》の
秋《あき》の夜《よ》のさびしさよ。
日《ひ》ごろわすれし愁《うれい》さへ《え》
思《おも》ひ出《いだ》さるるはかなさに
袋戸棚《ふくろとだな》かきさがし、
箱《はこ》の塵《ちり》はらひ《い》落《おと》して、
棹《さお》もついて見《み》たれども、
あは《わ》れ思《おも》へ《え》ば、隣《となり》の人《ひと》もきくやらむ《ん》、

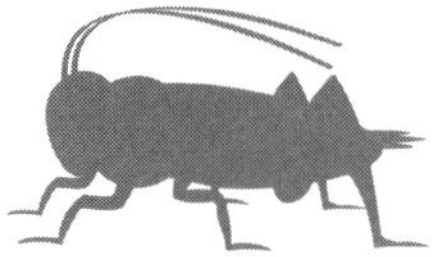

こほろぎ
明治43（1910）年、石川啄木が創刊した雑誌『昴』に掲載された詩です。杢太郎はまだ東京帝国大学医科大学の学生で、この当時、先輩である森鷗外のところに話を聴きに行っていました。若さ故の繊細さが感じられる詩です。

こほろこほろと
「こほろぎ」は「コホロと鳴く虫の意」と、平安時代の辞書『和名類聚抄』に記されています。

思ひ出さるる
「思い出さるる」は、「普段は思ってもいないのに、自然にそれが思い出されて」という意味です。受身の表現です。

袋戸棚
「袋棚」ともいいます。床の間の脇などについている小さな戸棚です。

かきさがし
かき分けて探すことです。

棹もついて見たれども
「棹」は「箪笥」です。「箪笥もついでに見たけれども」という意味です。

あはれ思へば
「ああ、しまった。考えてみれば」という意味です。

つたなき音《おと》は立《た》てじとて、その儘《まま》におく。
月《つき》はいよいよ冴《さ》えわたり
悲《かな》しみいとど加《くわ》はんぬ。
昼《ひる》はかくれて夜《よる》は鳴《な》く
蟋蟀《こおろぎ》の虫《むし》のあはれさよ、
しばしとぎれてまた低《ひく》く
こほろこほろと夜《よ》もすがら。

ワンポイントアドバイス

杢太郎の詩は、しんみりとした優しさに満ちています。それは、行間の深さに魅力を持たせる力があるからでしょう。こおろぎの鳴く音を思い出しながら小さな声で読んでみると、なんとも言えぬ哀しさが溢れ出します。

きくやらむ
「聞いたにちがいない」という意味です。

つたなき
「つまらない」「下品な」という意味です。

立てじとて
「立てるまいと思って」という意味です。

その儘におく
「そのままにしておいた」という意味です。

悲みいとど加はんぬ
「いとど」は「ますます、ひとしお」という意味ですが、同時に「こおろぎ」を意味する言葉でもあります。あるいは杢太郎はそれを知っていて、掛詞にしたのかもしれません。

夜もすがら
「暮れ方から夜明けまでずっと、一晩中」という意味です。

木下杢太郎
明治18(1885)年-昭和20(1945)年
静岡県生まれ。詩人、医学者。東京大学在学中に与謝野鉄幹設立の新詩社へ入り、北原白秋らと交友します。本名は太田正雄で、真菌研究分野での太田-ランゲロン分類の功績により、レジオン・ドヌール勲章を授与されました。

反古《ほご》

小山内《おさない》薫《かおる》

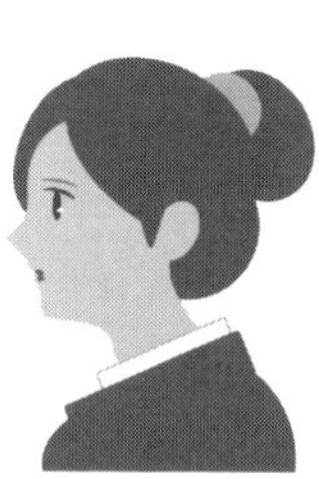

これは私《わたし》が十七《じゅうなな》の時《とき》の話《はなし》です。

私《わたし》の伯母《おば》の内《うち》に小間使《こまづかい》をしていたお時《とき》という十七《じゅうなな》になる女《おんな》が、二月《ふたつき》ばかり私《わたし》の内《うち》へ手伝《てつだい》に来《き》ていたことがありました。何《なん》でも内《うち》の小間使《こまづかい》が、親《おや》が死《し》んだかどうかして、しばらく国《くに》へ帰《かえ》っていた間《あいだ》の事《こと》です。

お時《とき》は鼻《はな》の少《すこ》し大《おお》きな女《おんな》でしたが、少《すこ》し下《さが》った眼尻《めじり》に何《なん》とも言《い》えぬ愛嬌《あいきょう》があって、年頃《としごろ》の男《おとこ》の気《き》を引《ひ》くにはそれでもう十分《じゅうぶん》でし

反古

当初は小山内創刊の雑誌『新思潮』に掲載されるはずでした。しかし、17歳の男の子が小間使いと懇ろになるという内容から、発禁処分になるという憂き目に遭います。読めるようになったのは、昭和23（1948）年になってからでした。

小間使

主の身の回りの雑用をする人のことをいいます。

た。それに色《いろ》のくっきりと白《しろ》いのと、声《こえ》の可《か》愛《わい》いのと、態度《たいど》の如何《いか》にも色《いろ》っぽいのとが、余計《よけい》に私共《わたくしども》の気《き》を浮《う》き立《た》たせたのです。併《しか》し、伯母《おば》の所《ところ》へ来《き》たての時分《じぶん》は、高《たか》い所《ところ》に生《な》っている青《あお》い林檎《りんご》の実《み》のように、悪《わる》くコツコツと堅《かた》くて、私共《わたくしども》の手《て》の届《とど》かぬ所《ところ》へ始終《しじゅう》逃《に》げてるという、風《ふう》がありました。

その逃《に》げる所《ところ》が又《また》可《か》愛《わい》いので、なお私共《わたくしども》は追《お》っかけたものです。

ワンポイントアドバイス

初々しさいっぱいの、ほのかな恋が感じられる文章ですね。特に小山内薫は演出家ということもあって、情景が目に浮かぶように書かれています。読みながらぜひ、人の動きや背景をイメージしてみてください。

小山内薫
明治14（1881）年ー昭和3（1928）年
広島県生まれ。演出家、劇作家、小説家。2代目・市川左団次と自由劇場を創り、イプセンを始めとするヨーロッパ近代劇を上演しました。その後には土方与志と共に築地小劇場を設立し、「新劇の父」と呼ばれる人物です。

武蔵野《むさしの》

国木田独歩《くにきだどっぽ》

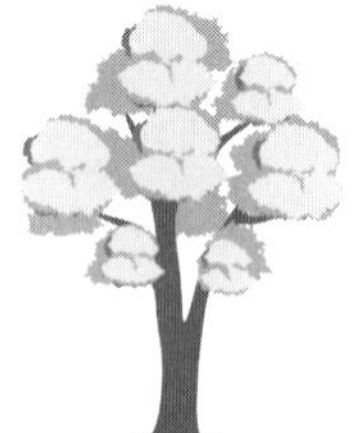

昔《むかし》の武蔵野《むさしの》は萱原《かやはら》のはてなき光景《こうけい》を以《もっ》て絶《ぜっ》類《るい》の美《び》を鳴《な》らして居《い》たように言《い》い伝《つた》えてあるが、今《いま》の武蔵野《むさしの》は林《はやし》である。林《はやし》は実《じつ》に今《いま》の武蔵野《むさしの》の特色《とくしょく》といっても宜《よ》い。則《すなわ》ち木《き》は重《おも》に楢《なら》の類《たぐい》で冬《ふゆ》は悉《ことごと》く落葉《らくよう》し、春《はる》は滴《したた》るばかりの新緑萌《しんりょくも》え出《い》ずるその変化《へんか》が秩父嶺《ちちぶれい》以東《いとう》十数里《じゅうすうり》の野《の》一斉《いっせい》に行《おこな》われて、春夏秋冬《しゅんかしゅうとう》を通《つう》じ霞《かすみ》に雨《あめ》に月《つき》に風《かぜ》に霧《きり》に時雨《しぐれ》に雪《ゆき》に、緑蔭《りょくいん》に紅《こう》

武蔵野
明治31(1898)年に発表された、国木田独歩の小説です。当時「東京郊外」といわれた渋谷村(現・渋谷区)で見聞きしたこと、またその付近の景観を描写したものです。独歩の美しい枯れた文章は、読む者を魅了します。

萱原
イネ科の植物、ススキやヨシ、チガヤなどが生い茂った野原のことです。

絶類の美を鳴らして居た
「外に類のない美しさで知られていた」という意味です。

秩父嶺
関東山地の北部を占める、秩父山地のことをいいます。東京、埼玉、山梨、長野、群馬の1都4県にまたがっています。

十数里
一里は約4キロメートルです。大体50キロメートルくらいのことを言っています。

時雨
晩秋から初冬に掛けて降ったりやんだりする、小雨のことです。

緑蔭
緑の木陰のことです。

葉《よう》に、様々《さまざま》の光景《こうけい》を呈《てい》するその妙《みょう》は一寸西国《ちょっとさいごく》地方《ちほう》又《ま》た東北《とうほく》の者《もの》には解《かい》し兼《か》ねるのである。元来日本人《がんらいにほんじん》はこれまで楢《なら》の類《たぐい》の落葉林《らくようりん》の美《び》を余《あま》り知《し》らなかった様《よう》である。林《はやし》といえば重《おも》に松林《まつばやし》のみが日本《にほん》の文学美術《ぶんがくびじゅつ》の上《うえ》に認《みと》められて居《い》て、歌《うた》にも楢林《ならばやし》の奥《おく》で時雨《しぐれ》を聞《き》くという様《よう》なことは見当《みあた》らない。

西国地方
関西以西のことをいいます。

ワンポイントアドバイス

明治神宮の森を歩くと、独歩の『武蔵野』の面影をたっぷり感じることができます。ぜひ明治神宮を歩いて、この文章を読んでみてください。四季に応じて森の色や匂いが変わり、文章の味わいも変わって来ます。

国木田独歩
明治4(1871)年－明治41(1908)年
千葉県生まれ。詩人、小説家。幼少期の多くを山口県で過ごしました。客観的に現実を描く自然主義文学の先駆けとなった人物で、後に田山花袋の『蒲団』や島崎藤村の『破戒』といった作品に繋がっていきます。

山椒大夫《さんしょうだゆう》

森《もり》鷗外《おうがい》

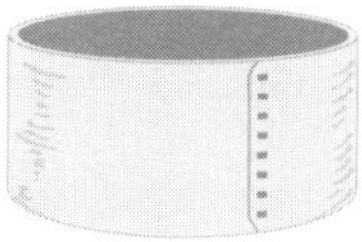

翌日《よくじつ》の朝《あさ》はひどく寒《さむ》かった。ゆうべは小屋《こや》に備《そな》えてある衾《ふすま》が余《あま》りきたないので、厨子王《ずしおう》が薦《こも》を探《さが》して来《き》て、舟《ふね》で苫《とま》をかずいたように、二人《ふたり》でかずいて寝《ね》たのである。

きのう奴頭《やっこがしら》に教《おし》えられたように、厨子王《ずしおう》は樏子《かれいけ》を持《も》って厨《くりや》へ餉《かれい》を受《う》け取《と》りに往《い》った。屋《や》根《ね》の上《うえ》、地《ち》にちらばった藁《わら》の上《うえ》には霜《しも》が降《ふ》っている。厨《くりや》は大《おお》きい土間《どま》で、もう大勢《おおぜい》の奴婢《ぬひ》が来《き》て待《ま》っている。男《おとこ》と女《おんな》とは受《う》け取《と》る場所《ばしょ》が違《ちが》うのに、厨子王《ずしおう》は姉《あね》のと自分《じぶん》のと貰《もら》おうとするので、一度《いちど》は叱《しか》られたが、あすからは

山椒大夫

左遷された父親に会いに行く途中、人買いにだまされ奴隷となった、姉の安寿と弟の厨子王。姉は拷問を受けて殺され、厨子王は神仏に救われるという中世の「説経節」を、森鷗外が小説にしたものです。

衾
布団のことです。

薦
「まこも」という植物を、粗く織って作ったむしろです。

苫
菅（すげ）、茅（かや）などを薦（こも）のように編み、小家屋の屋根や周囲、和船の上部などの覆いに使用するものです。

かずいた
「かぶった」という意味です。

奴頭
奴隷の頭(かしら)、下僕の長のことです。

樏子
湯や水で戻して食べる飯を入れる、食器のことです。

厨
飲食物を調理する所、台所です。

餉
炊いた飯を乾燥させた、携帯用の食料です。

銘々《めいめい》が貰《もら》いに来《く》ると誓《ちか》って、ようよう樏子《かれいけ》の外《ほか》に、面桶《めんつう》に入《い》れた饘《かたかゆ》と、木《き》の椀《まり》に入《い》れた湯《ゆ》との二人前《ににんまえ》をも受《う》け取《と》った。饘《かたかゆ》は塩《しお》を入《い》れて炊《かし》いである。

姉《あね》と弟《おとうと》とは朝餉《あさげ》を食《た》べながら、もうこうした身《み》の上《うえ》になっては、運命《うんめい》の下《もと》に項《うなじ》を屈《かが》めるより外《ほか》はないと、けなげにも相談《そうだん》した。そして姉《あね》は浜辺《はまべ》へ、弟《おとうと》は山路《やまじ》をさして行《い》くのである。大夫《たゆう》が邸《やしき》の三《さん》の木戸《きど》、二《に》の木戸《きど》、一《いち》の木《き》戸《ど》を一《いっ》しょに出《で》て、二人《ふたり》は霜《しも》を履《ふ》んで、見返《みかえ》り勝《がち》に左右《さゆう》へ別《わか》れた。

ワンポイントアドバイス

人買いに騙されて母親と生き別れになった姉と弟が、まったく見たこともない、得体の知れない世界に連れてこられてしまいます。各所に出てくる古めかしい言葉に場面を想像しながら、読んでみてください。

奴婢
雑仕事に召し使われる男女です。

面桶
一人前ずつ飯を盛って配る、曲物のことです。

饘
固く煮たお粥で、現在の御飯くらいに煮たお米のことです。

椀
お椀のことです。

炊いで
「炊（た）いて」という意味です。

朝餉
朝ご飯のことです。

項を屈める
「諦めて受け入れる」という意味です。

大夫
人買いの頭格の者を呼ぶ呼び方です。

三の木戸、二の木戸、一の木戸
「三の木戸」は、一番奥に人を幽閉する場所です。ここに幽閉されることは、人間として最も屈辱でした。

森鷗外
文久2（1862）年－大正11（1922）年
島根県生まれ。軍医、小説家。陸軍軍医となった後、ドイツに留学します。医師、作家としての顔の他、文芸誌の創刊、評論や翻訳など、多岐にわたり活躍しました。東京都文京区千駄木の住居跡は、記念館になりました。

春望《しゅんぼう》／静夜思《せいやし》

杜甫《とほ》／李白《りはく》

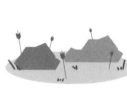

春望

国破《くにやぶ》れて　山河《さんが》在《あ》り
城春《しろはる》にして　草木深《そうもくふか》し
時《とき》に感《かん》じては　花《はな》にも涙《なみだ》を濺《そそ》ぎ
別《わかれ》を恨《うら》んでは　鳥《とり》にも心《こころ》を驚《おどろ》かす
烽火《ほうか》　三月《さんげつ》に連《つら》なり
家書《かしょ》　万金《ばんきん》に抵《あた》る
白頭掻《はくとうか》けば　更《さら》に短《みじか》く

春望　安史の乱が起こり、杜甫は唐の首都・長安に幽閉されます。家族と無事に再会できるかわからない不安の中、季節は春を迎えます。

静夜思　月は李白がこの世で最も愛したもので、湖に浮かんだ月を取ろうとして溺死しました。唐の詩を編纂する時に必ず採られて来た詩。

国破れて　山河在り
内乱によって国はぼろぼろになっても、山や河は変わらずにある

城春にして　草木深し
都には春が訪れ、新緑が繁っていく

時に感じては　花にも涙を濺ぎ
今の時代を思うと、花を見ても涙が溢れる

別を恨んでは　鳥にも心を驚かす
どうして家族と生き別れになるのだろうかと思うと、鳥のさえずりにも心が痛む

烽火　三月に連なり
戦火はすでに何ヶ月にも及び

家書　万金に抵る
家族からの手紙は、何にも代えがたく宝のようだ

白頭掻けば　更に短く
白髪頭を掻いて戦火が収まることを待つが、待てどもそれは終わらず、もはや白髪の髪も薄くなった

渾《す》べて簪《しん》に　勝《た》えざらんと欲《ほっ》す

静夜思

牀前《しょうぜん》　月光《げっこう》を看《み》る
疑《うたが》うらくは是《こ》れ　地上《ちじょう》の霜《しも》かと
頭《こうべ》を挙《あ》げて　山月《さんげつ》を望《のぞ》み
頭《こうべ》を低《た》れて　故郷《こきょう》を思《おも》う

ワンポイントアドバイス

春望…人の世の中のはかなさに対し、自然は悠久の存在。自分がいかにちっぽけな存在かと詠っています。**静夜思**…月は古代の中国では、離れた相手を思い浮かべる鏡のようなものでした。思いが月の光となり現れるのです。

渾べて簪に　勝えざらんと欲す
冠を留めることさえできなくなりそうなのである

牀前　月光を看る
寝台に差し込んだ月の光を見ていると
疑うらくは是れ　地上の霜かと
まるで地上一面に降りた霜ではないかと思うほど、真っ白に輝いている
頭を挙げて　山月を望み
頭を上げて、山の端に輝く月を眺め
頭を低れて　故郷を思う
うつむいては、しみじみと故郷を思い出す

杜甫　712年-770年
李白　701年-762年
ともに中国、盛唐の詩人。その生涯を過ごした唐の時代だけでなく、中国最大の詩人とされ、「李杜」と呼ばれます。杜甫は「詩聖」として敬われるのに対し、李白は「詩仙」と称えられます。

落葉松《からまつ》

北原白秋《きたはらはくしゅう》

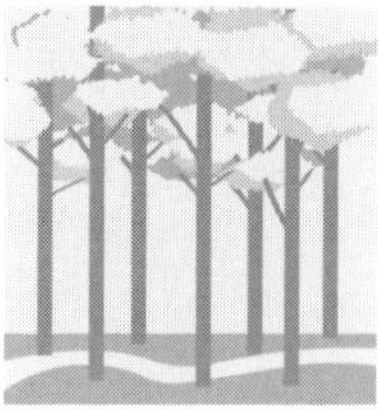

一
からまつの林《はやし》を過《す》ぎて、
からまつをしみじみと見《み》き。
からまつはさびしかりけり。
たびゆくはさびしかりけり。

二
からまつの林《はやし》を出《い》でて、
からまつの林《はやし》に入《い》りぬ。
からまつの林《はやし》に入《い》りて、
また細《ほそ》く道《みち》はつづけり。

落葉松
大正12（1923）年に出版された『水墨集』に収録されている作品です。ここに載せたのは4節までですが、全部で8節あります。北原白秋がスランプ状態だった大正10（1921）年の晩春に、軽井沢に遊んだときに作られました。

見き
過去の助動詞「き」は、自分が直接経験したことを表す時に使われます。

さびしかりけり
「さびしかったなあ」と過去のことを考えながら、しみじみとつぶやいているような言葉です。

入りぬ
「ぬ」という完了の助動詞は、「当然のように～してしまった」というような意味で使われます。ここでは、作者がまるで当たり前のようにいつしか、からまつの林に入ってしまった、というような意味で書かれています。

つづけり
「続いていた」という意味ですが、ここでは、「続いていたなあ」という過去を回想しながら、しみじみと思っているような感じでしょう。

三

からまつの林《はやし》の奥《おく》も
わが通《とお》る道《みち》はありけり。
霧雨《きりさめ》のかかる道《みち》なり。
山風《やまかぜ》のかよふ《う》道《みち》なり。

四

からまつの林《はやし》の道《みち》は
われのみか、ひともかよひ《い》ぬ。
ほそぼそと通《かよ》ふ《う》道《みち》なり。
さびさびといそぐ道《みち》なり。

ワンポイントアドバイス

大正初年からスランプに陥って詩作を絶っていた北原白秋は、この詩を書くことで新たな境地にたどりつき、復活を果たします。自分の中にある困難の道をひたすらこらえて歩いていくような気持ちで、読んでみてください。

わが通る道はありけり
「からまつの林」は、白秋の人生を例えるものです。「どんなところにも道はある、このからまつの林にも、また自分の人生にも」という意味で書かれています。

われのみか、ひともかよひぬ
「私だけであろうか、いや、他の人も通っている」と、自分を慰めている言葉です。

さびさびと
「さび」は、漢字で「寂び」と書けばわかりやすいのではないかと思います。「寂び寂び」で「とても寂しく」という意味です。

北原白秋
明治18（1885）年 - 昭和17（1942）年
詩人、歌人としての活躍のほか、童謡や民謡にも功績を持つ人物です。鈴木三重吉が創刊した児童文芸雑誌『赤い鳥』は、白秋が優れた童謡を発表した場でした。作曲を担ったのは、山田耕筰を始めとする顔ぶれです。

こころ

夏目漱石《なつめそうせき》

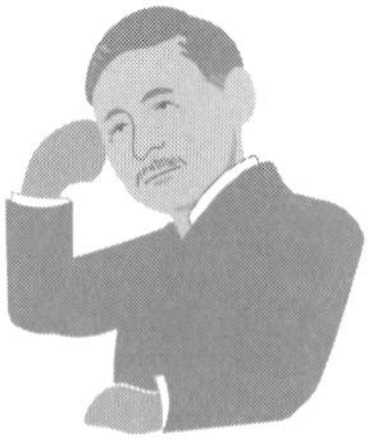

私《わたくし》はその人《ひと》を常《つね》に先生《せんせい》と呼《よ》んでいた。だから此《こ》所《こ》でもただ先生《せんせい》と書《か》くだけで本名《ほんみょう》は打《う》ち明《あ》けない。これは世間《せけん》を憚《はば》かる遠慮《えんりょ》というよりも、その方《ほう》が私《わたくし》に取《と》って自然《しぜん》だからである。私《わたくし》はその人《ひと》の記憶《きおく》を呼《よ》び起《お》こすごとに、すぐ「先生《せんせい》」と云《い》いたくなる。筆《ふで》を執《と》っても心持《こころもち》は同《おな》じ事《こと》である。余《よ》所々《そよそ》しい頭文字《かしらもじ》などはとても使《つか》う気《き》にならない。

私《わたくし》が先生《せんせい》と知《し》り合《あ》いになったのは鎌倉《かまくら》である。その時《とき》私《わたくし》はまだ若々《わかわか》しい書生《しょせい》であった。暑中休暇《しょちゅうきゅうか》を利用《りよう》して海水浴《かいすいよく》に行《い》った友達《ともだち》から是非《ぜひ》来《こ》いという端書《はがき》を受取《うけと》ったので、私《わたくし》は多少《たしょう》の金《かね》を工面《くめん》して、

こころ
大正3（1914）年、朝日新聞に連載されました。「先生と私」「両親と私」「先生と遺書」の三部構成になっています。エゴイズムと生の苦悩を描き、漱石の代表作のひとつになりました。

書生
他人の家に世話になって、家事を手伝いながら勉学する人をいいます。

端書
「はがき」は「葉書」「端書」と漢字では書かれます。「端書」は「はしがき」「はしりがき」というニュアンスがあり、わざわざ封にする必要もない書き方で書いたもの、という感じを持っています。

出掛《でかけ》る事《こと》にした。私《わたくし》は金《かね》の工面《くめん》に二三日《にさんち》を費《つい》やした。ところが私《わたくし》が鎌倉《かまくら》に着《つ》いて三日《みっか》と経《た》たないうちに、私《わたくし》を呼《よ》び寄《よ》せた友達《ともだち》は、急《きゅう》に国元《くにもと》から帰《かえ》れという電報《でんぽう》を受《う》け取《と》った。電報《でんぽう》には母《はは》が病気《びょうき》だからと断《ことわ》ってあったけれども友達《ともだち》はそれを信《しん》じなかった。友達《ともだち》はかねてから国元《くにもと》にいる親達《おやたち》に勧《すす》まない結婚《けっこん》を強《し》いられていた。彼《かれ》は現代《げんだい》の習慣《しゅうかん》からいうと結婚《けっこん》するにはあまり年《とし》が若過《わかす》ぎた。それに肝心《かんじん》の当人《とうにん》が気《き》に入《い》らなかった。それで夏休《なつやす》みに当然帰《とうぜんかえ》るべきところを、わざと避《さ》けて東京《とうきょう》の近《ちか》くで遊《あそ》んでいたのである。

ワンポイントアドバイス

大きな蒸気機関車が、ゆっくり車輪を動かし始めるような書き方ですね。夜明けを待って、機関車が走り出すようなイメージで読んでみてください。続きが気になったら、ぜひ読んでみてください。

夏目漱石
慶応3(1867)年-大正5(1916)年
漱石の名は日本のみならず、世界に知られています。晩年には「則天去私(自己中心の考え方を捨てて、自然に身を任せること)」を理想としました。最後の作品『明暗』は未完に終わっています。

column2

歩きましょう！

「音読をするために、お口の筋肉だけでなく足腰も鍛えましょう！」というわけではありません。もちろん足の筋肉が衰えると、好きなところにも行けなくなってしまいます。「足腰から人間は弱っていく」なんて言われますから、気をつけて毎日なるべく歩くようにするというのは大切なことに違いありません。

でも、ここで「歩く」というのは、お芝居や歌舞伎、落語、能、それから文学作品の舞台になった場所に行ってみようということです。ちょっとおめかしをして、劇場に行って、おいしいものを頂いて帰ってくる。その演目が本書の音読のテキストであったりしたら、その部分を役者さんがどんなふうに言うのだろうと待つのもワクワクするのではないでしょうか。

文学作品の舞台でも、例えば今回取り上げた尾崎紅葉の『金色夜叉』（90ページ）といえば、熱海！熱海の砂浜に建てられた銅像は、貫一がお宮を足蹴りにするよく知られた場面です。実はこの場面は、児童文学作家・巌谷小波が京都に赴任している間に、小波の恋人・須磨が当時の大手出版社である博文館の社長・大橋新太郎に鞍替えをしたことを知り、激怒した尾崎紅葉が料亭にまで行って須磨を足蹴りにしたという場面を、筆で再現したものなのです。

こんなことを知って熱海に行き、銅像の前でちょっと音読をしてみれば、楽しさも倍増します。最近は江戸、明治、大正時代の地図や、文学散歩の本も出版されています。これらをお供に文学作品の舞台を自分の目で見に行くと、心も豊かになるのではないかと思います。

第3章

音やせりふを楽しむ音読

最後の章では、音やせりふの妙を楽しみたい作品を紹介します。日本語では豊富といわれる擬声語を味わったり、人間味あふれるせりふで登場人物に成り切ったりしながら、声に出してみましょう。ストレスもスッキリしそうです。

人形《にんぎょう》の家《いえ》

ヘンリック・イプセン
訳：矢崎源九郎《やざきげんくろう》

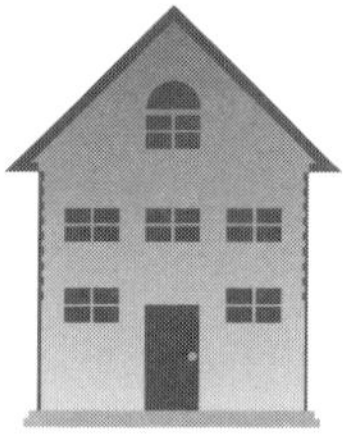

ノラ　ヘレーネや、そのクリスマス・ツリーはうまく隠《かく》しておくんだよ。晩《ばん》に飾《かざ》りつけがすむまでは、子供《こども》たちに見《み》せてはいけないんだからね。（メッセンジャーに向《むか》い、財布《さいふ》を出《だ》しながら）おいくら――？

メッセンジャー　五十《ごじゅう》エーレいただきます。

ノラ　さあ、一《いち》クローネ。いいのよ、みんな取《と》っておおき。

メッセンジャーは礼《れい》を述《の》べて、出《で》て行《い》く。ノラ、扉《とびら》をしめる。彼女《かのじょ》は帽子《ぼうし》とマントを脱《ぬ》ぎ

人形の家
自分を独立したひとりの人間として見てくれない夫に絶望して、家を出る女性を描いた作品です。我が国では、明治44（1911）年に初めて上演されました。女性の意識を大きく変えた作品として知られています。

ながら、ひとり愉《たの》しそうににこにこしている。

ノラ（ポケットからマクロンのはいった袋《ふくろ》を取《と》り出《だ》し、二《ふた》つ三《みっ》つ口《くち》に入《い》れる。それからそっと夫《おっと》の部屋《へや》の扉口《とぐち》に近寄《ちかよ》り、耳《みみ》をすます）やっぱり、おうちなのね。（右手《みぎて》のテーブルのほうへ行《い》きながら、また鼻唄《はなうた》をうたう）

ヘルメル（部屋《へや》の中《なか》から）そこでさえずっているのは、うちのヒバリさんかい？

ノラ（一《ひと》つ二《ふた》つ包《つつ》みをときながら）ええ、そうよ。

ワンポイントアドバイス

ヘルメルは妻のノラを「ヒバリ」などと呼んで可愛がっているように見えますが、本心では「面倒な人」とも思っています。そういう男の気持ちと、それをはね返す強い女性の意志と優しさを感じてください。

ヘンリック・イプセン
矢崎源九郎

ノルウェーの劇作家・詩人であるイプセンは、同国の紙幣に肖像画が描かれていた国民的な存在で、近代劇の父と呼ばれます。言語学者の矢崎源九郎は東京教育大学の教壇に立ちながら、アンデルセンなどの北欧文学を紹介しました。

金色夜叉《こんじきやしゃ》

尾崎紅葉《おざきこうよう》

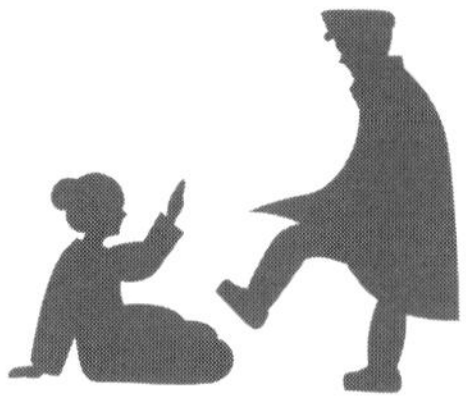

「貫一《かんいち》さん、どうしたの」
貫一《かんいち》は宮《みや》のその手《て》を取《と》って、
「宮《みや》さん、こうして二人《ふたり》が一所《いっしょ》にいるのも今《こん》夜《や》きりだ。一月《いちがつ》の十七日《じゅうしちにち》、宮《みや》さん、よく覚《おぼ》えてお置《お》き。来年《らいねん》の今月今夜《こんげつこんや》、貫一《かんいち》はどこでこの月《つき》を見《み》るのだか！　来年《らいねん》の今月今夜《こんげつこんや》になったら、僕《ぼく》の涙《なみだ》で必《かなら》ず月《つき》は曇《くも》らしてみせる。月《つき》が曇《くも》ったら宮《みや》さん、貫一《かんいち》はどこかでお前《まえ》を恨《うら》んで、今夜《こんや》のように泣《な》いていると思《おも》ってくれ」
宮《みや》は貫一《かんいち》に取《と》りついて咽《むせ》び入《い》った。

金色夜叉
未完に終わった尾崎紅葉のメロドラマです。アメリカ人バーサ・M・クレーの小説の翻案小説だといわれます。ただ、熱海にも銅像がある貫一がお宮を蹴るシーンは、紅葉が博文館の主人を蹴った事実を記したものです。

咽び入った
息を詰まらせて激しく泣くことをいいます。

「そんな悲《かな》しいこと言《い》わずに、ねえ貫一《かんいち》さん。わたしも考《かんが》えたことがあるんだから、すこし辛抱《しんぼう》していて下《くだ》さい。わたしあなたのことは忘《わす》れはしないわ」
「忘《わす》れんくらいなら、なぜ見棄《みす》てた？　見棄《みす》てないものが嫁《よめ》にゆくかい」
「もすこし辛抱《しんぼう》して、わたしの心《こころ》を見《み》て下《くだ》さい。きっと証拠《しょうこ》を見《み》せるから」

ワンポイントアドバイス

「へたな芝居」をやっているような調子で読んでみてください。楽しくなってきますよ！　また、熱海に行って銅像を見て来てください。『金色夜叉』全篇を読んでワクワクするのもいいですよ。

尾崎紅葉
慶応３（１８６８）年－明治36年（１９０３）年
東京生まれ。小説家、俳人。江戸時代前期の浮世草子作者、井原西鶴に大きな影響を受けました。幸田露伴、坪内逍遥、森鷗外と共に活躍をみせ、紅露逍鷗時代と称えられます。泉鏡花など、多くの弟子を育てました。

赤《あか》い蝋燭《ろうそく》

新美南吉《にいみなんきち》

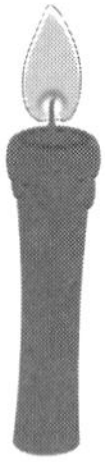

山《やま》から里《さと》の方《ほう》へ遊《あそ》びにいった猿《さる》が一本《いっぽん》の赤《あか》い蝋燭《ろうそく》を拾《ひろ》いました。赤《あか》い蝋燭《ろうそく》は沢山《たくさん》あるものではありません。それで猿《さる》は赤《あか》い蝋燭《ろうそく》を花火《はなび》だと思《おも》い込《こ》んでしまいました。

猿《さる》は拾《ひろ》った赤《あか》い蝋燭《ろうそく》を大事《だいじ》に山《やま》へ持《も》って帰《かえ》りました。

山《やま》では大《たい》へんな騒《さわぎ》になりました。何《なに》しろ花火《はなび》などというものは、鹿《しか》にしても猪《しし》にしても兎《うさぎ》にしても、亀《かめ》にしても、鼬《いたち》にしても、狸《たぬき》にしても、狐《きつね》にしても、まだ一度《いちど》も見《み》たことがありません。その花火《はなび》を猿《さる》が拾《ひろ》って来《き》たというのであります。

「ほう、すばらしい。」

赤い蝋燭

昭和11（1936）年、育英書院の『幼稚園と家庭毎日のお話』という雑誌に掲載されました。小川未明の『赤い蝋燭と人魚』（70ページ）は似た題ながら哀しい童話ですが、これは最後に「あ！」と笑ってしまう話です。

「これは、すてきなものだ。」

鹿《しか》や猪《しし》や兎《うさぎ》や亀《かめ》や鼬《いたち》や狸《たぬき》や狐《きつね》が押合《おしあ》いへしあいして赤《あか》い蝋燭《ろうそく》を覗《のぞ》きました。すると猿《さる》が、

「危《あぶな》い危《あぶな》い。そんなに近《ちか》よってはいけない。爆《ばく》発《はつ》するから。」といいました。

みんなは驚《おどろ》いて後込《しりごみ》しました。

そこで猿《さる》は花火《はなび》というものが、どんなに大《おお》きな音《おと》をして飛出《とびだ》すか、そしてどんなに美《うつく》しく空《そら》にひろがるか、みんなに話《はな》して聞《き》かせました。

そんなに美《うつく》しいものなら見《み》たいものだとみんなは思《おも》いました。

ワンポイントアドバイス

「珍しいものを見つけた!」という経験がありませんか?心がワクワクしますね。「毎日、同じことの繰り返し……」と思わず、「今日は何か見つけてやろう!」と思って、元気な声で読んでみてください!

新美南吉

大正2(1913)年-昭和18(1943)年
愛知県生まれ。児童文学作家。29年の短い生涯に、童話や小説、詩などを残しました。故郷である愛知県半田市には記念館が作られ、周辺には彼の生家や縁の場所、作品の舞台などが点在しています。

ドグラ・マグラ

夢野久作《ゆめのきゅうさく》

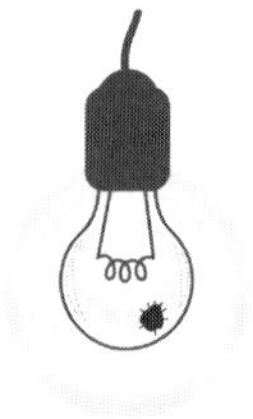

……ブウウ――――――ンンン――――

――ンンンン……………。

私《わたし》がウスウスと眼《め》を覚《さ》ました時《とき》、こうした蜜蜂《みつばち》の唸《うな》るような音《おと》は、まだ、その弾力《だんりょく》の深《ふか》い余韻《よいん》を、私《わたし》の耳《みみ》の穴《あな》の中《なか》にハッキリと引《ひ》き残《のこ》していた。

それをジッと聞《き》いているうちに……今《いま》は真《ま》夜中《よなか》だな……と直覚《ちょっかく》した。そうしてどこか近《ちか》くでボンボン時計《とけい》が鳴《な》っているんだな……と思《おも》い思《おも》い、又《また》もウトウトしているうちに、その蜜蜂《みつばち》のうなりのような余韻《よいん》は、いつとなく

ドグラ・マグラ
昭和10（1935）年に出版された、夢野久作の代表作です。10年の歳月を掛けて完成しました。休まずに最後まで読むと発狂する、という都市伝説もあります。メビウスの輪にも喩えられる不思議な作品です。

ウスウスと
「うすら、うすら」と言ってもいいのかもしれません。「少しずつ」という意味です。

直覚した
「直観した」という言い方と同じで、「すぐにわかった」という意味です。

次々《つぎつぎ》に消《き》え薄《うす》れて行《い》って、そこいら中《じゅう》がヒッソリと静《しず》まり返《かえ》ってしまった。

私《わたし》はフッと眼《め》を開《ひら》いた。

かなり高《たか》い、白《しろ》ペンキ塗《ぬり》の天井裏《てんじょううら》から、薄《うす》白《じろ》い塵埃《ほこり》に蔽《おお》われた裸《はだか》の電球《でんきゅう》がタッタ一《ひと》つブラ下《さ》がっている。その赤黄色《あかきいろ》く光《ひか》る硝子球《ガラスだま》の横腹《よこっぱら》に、大《おお》きな蝿《はえ》が一匹《いっぴき》とまっていて、死《し》んだように凝然《じっ》としている。その真下《ました》の固《かた》い、冷《つ》めたい人造石《じんぞうせき》の床《ゆか》の上《うえ》に、私《わたし》は大《だい》の字型《じなり》に長《なが》くなって寝《ね》ているようである。

ワンポイントアドバイス

目が覚めて自分がどこにいるのかわからない、とハッとしたことがありませんか。この話はこうした場面からゆっくり始まります。夢現の状態から少しずつ目覚めるような気持ちで読んでみてください。

人造石

セメントに砂、化崗岩、石灰岩などの砕石を加えて凝固させ、自然の石に似せて製造された石のことです。

夢野久作

明治22(1889)年－昭和11(1936)年　福岡県生まれ。小説家。政治家・杉山茂丸の長男として生まれました。出家の経験や、能の教授、新聞記者などをしていたこともあります。怪奇的・幻想的な作風で、異色な作品を生みました。

羅生門《らしょうもん》

芥川龍之介《あくたがわりゅうのすけ》

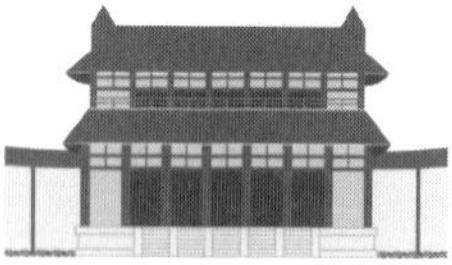

老婆《ろうば》の話《はなし》が完《おわ》ると、下人《げにん》は嘲《あざけ》るような声《こえ》で念《ねん》を押《お》した。そうして、一足前《ひとあしまえ》へ出《で》ると、不意《ふい》に右《みぎ》の手《て》を面皰《にきび》から離《はな》して、老婆《ろうば》の襟上《えりがみ》をつかみながら、噛《か》みつくようにこう云《い》った。

「では、己《おれ》が引剥《ひはぎ》をしようと恨《うら》むまいな。己《おれ》もそうしなければ、饑死《うえじに》をする体《からだ》なのだ。」

下人《げにん》は、すばやく、老婆《ろうば》の着物《きもの》を剥《は》ぎとった。それから、足《あし》にしがみつこうとする老婆《ろうば》を、手荒《てあら》く死骸《しがい》の上《うえ》へ蹴倒《けたお》した。梯子《はしご》の口《くち》までは、僅《わずか》に五歩《ごほ》を数《かぞ》えるばかりである。下人《げにん》は、剥《は》ぎとった檜皮色《ひわだいろ》の着物《きもの》をわきにかかえて、またた

羅生門
『今昔物語』にある話を題材に、芥川が書いた短編です。この小説を書いた大正４（１９１５）年、芥川はまだ東京帝国大学在学中でした。生きるための「悪」を描いたこの作品は、芥川のあまたある作品の中でも燦然と輝いています。

下人
人に使われて、雑事に従事する人のことです。

襟上
首の後ろの髪、あるいは首の後ろです。

引剥
通行人を脅かして、持ち物やお金を奪うことをいいます。

檜皮色
ヒノキの皮のような色です。茶系の、ちょっと赤味を帯びた色です。

く間《ま》に急《きゅう》な梯子《はしご》を夜《よる》の底《そこ》へかけ下《お》りた。
暫《しばらく》、死《し》んだように倒《たお》れていた老婆《ろうば》が、死骸《しがい》の中《なか》から、その裸《はだか》の体《からだ》を起《おこ》したのは、それから間《ま》もなくの事《こと》である。老婆《ろうば》はつぶやくような、うめくような声《こえ》を立《た》てながら、まだ燃《も》えている火《ひ》の光《ひかり》をたよりに、梯子《はしご》の口《くち》まで、這《は》って行《い》った。そうして、そこから、短《みじか》い白髪《しらが》を倒《さかさま》にして、門《もん》の下《した》を覗《のぞ》きこんだ。外《そと》には、唯《ただ》、黒洞々《こくとうとう》たる夜《よる》があるばかりである。
下人《げにん》の行方《ゆくえ》は、誰《だれ》も知《し》らない。

黒洞々
「深い洞窟のような、真っ暗闇の夜のこと」をいいます。

ワンポイントアドバイス
極限状態に置かれた男が、ナイフのように冴えた筆致で書かれています。最後の言葉は余韻に満ちています。自分を正当化するために大声を上げる下人の言葉に潜む哀しさや悔しさを噛みしめながら、読んでみてください。

芥川龍之介
明治25（1892）年－昭和2（1927）年 東京生まれ。小説家。『鼻』で夏目漱石に認められたことを機に、作家としての道を歩みます。『羅生門』は『鼻』と同じく今昔物語に材を取ったもので、黒沢明監督の手により映画化され、国際的にも高く評価されています。

燕《つばめ》の歌《うた》

ガブリエレ・ダンヌンチオ
訳：上田《うえだ》敏《びん》

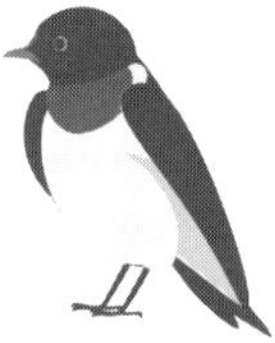

弥生《やよい》ついたち、はつ燕《つばめ》、
海《うみ》のあなたの静《しず》けき国《くに》の
便《たより》もてきぬ、うれしき文《ふみ》を。
春《はる》のはつ花《はな》、にほ《お》ひ《い》を尋《と》むる
あゝ《あ》、よろこびのつばくらめ。
黒《くろ》と白《しろ》との染分縞《そめわけじま》は
春《はる》の心《こころ》の舞姿《まいすがた》。

弥生来《やよいき》にけり、如月《きさらぎ》は
風《かぜ》もろともに、けふ《きょう》去《さ》りぬ。

海潮音

「燕の歌」は、明治38（1905）年に上田敏が主にヨーロッパの詩人の詩を訳して編集した、『海潮音』に収められています。原文はイタリア語ですが、日本語訳だけでなく英訳、仏訳、独訳でも読まれました。

弥生ついたち
「3月1日」です。
はつ燕
春、初めて飛んで来る燕です。
あなた
遠くのもの、向こう側のものを指します。「かなた」と同義語です。
静けき国
「静かな国」という意味です。
便もてきぬ
「知らせをもってきてくれた」という意味です。
はつ花
「その季節に初めて咲いた花」をいいます。
尋むる
「尋ね求める」という意味です。
つばくらめ
「燕」のことです。「つばくら」という言い方もあります。
来にけり
「やってきたよ！」という、喜びを表すような意味です。
如月
「2月」のことです。
風もろともに
「風も一緒に」という意味です。
綾子

栗鼠《りす》の毛衣《けごろも》脱《ぬ》ぎすてゝ《て》、
綾子《りんず》羽《は》ぶたへ《え》、今様《いまよう》に、
春《はる》の川瀬《かわせ》をかちわたり、
しなだるゝ《る》枝《えだ》の森《もり》わけて、
舞《ま》ひ《い》つ、歌《うた》ひ《い》つ、足速《あしばや》の
恋慕《れんぼ》の人《ひと》ぞむれ遊《あそ》ぶ。
岡《おか》に摘《つ》む花《はな》、菫《すみれ》ぐさ、
草《くさ》は香《かお》りぬ、君《きみ》ゆゑ《え》に、
素足《すあし》の「春《はる》」の君《きみ》ゆゑ《え》に。

ワンポイントアドバイス

七五調の調子に、はち切れんばかりの春の光のような言葉を散りばめた、美しい訳詩です。明るい気持ちで跳ねるような思いを乗せて読んでいると、冷たい冬が終わり、心の中にも春が来そうではありませんか。

綾子
「綸子」とも書かれます。中国の南方で作られる絹織物の一種です。とても高価で、柔らかく艶がある上品な振り袖などに使われます。

羽ぶたへ
柔らかく光沢のある絹織物で、和服の裏地としては最高級のものです。

今様
「流行にあった」「現代風の」

川瀬
川の底が浅くて流れが速いところです。

かちわたり
漢字では「徒渡り」「馮り」「憑り」などと書かれます。歩いて川を渡ることです。

しなだるゝ
「しなだれた」「垂れ下がる」という意味です。

舞ひつ
「舞いながら」という意味です。「つ」は並列を表す助動詞と呼ばれるものです。

恋慕の人ぞ
「恋する人が」という意味です。

菫ぐさ
春に小さな紫色の花を咲かせるスミレのことです。

香りぬ
「香っているよ」という意味です。

ガブリエレ・ダンヌンチオ
上田 敏
ガブリエレ・ダンヌンチオは、イタリアの小説家、劇作家、詩人で、『早春』『死の勝利』などの作品を書きました。三島由紀夫に影響を与えたともいわれます。詩人・上田敏は海外文学を翻訳し、訳詩集『海潮音』等で知られます。

風《かぜ》の又三郎《またさぶろう》

宮沢賢治《みやざわけんじ》

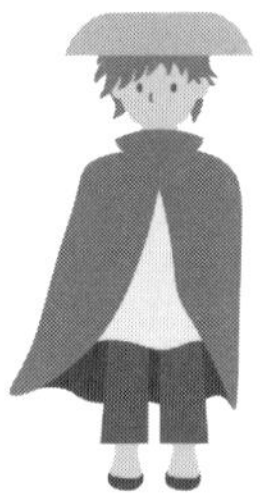

どっどど　どどうど　どどうど　どどう
青《あお》いくるみも吹《ふ》きとばせ
すっぱいかりんも吹《ふ》きとばせ
どっどど　どどうど　どどうど　どどう

谷川《たにがわ》の岸《きし》に小《ちい》さな学校《がっこう》がありました。
教室《きょうしつ》はたった一《ひと》つでしたが生徒《せいと》は三年生《さんねんせい》が

風の又三郎

「風の又三郎」は、風の神様の子どもといわれている悪霊のことです。転校してきた高田三郎は、この風の又三郎かも！という小説です。現実と幻想が交錯していく面白いお話で、賢治の死後に発表されました。

ないだけで、あとは一年《いちねん》から六年《ろくねん》までみんなありました。運動場《うんどうじょう》もテニスコートのくらいでしたが、すぐうしろは栗《くり》の木《き》のあるきれいな草《くさ》の山《やま》でしたし運動場《うんどうじょう》の隅《すみ》にはごぼごぼつめたい水《みず》を噴《ふ》く岩穴《いわあな》もあったのです。

さわやかな九月一日《くがつついたち》の朝《あさ》でした。青《あお》ぞらで風《かぜ》がどうと鳴《な》り日光《にっこう》は運動場《うんどうじょう》いっぱいでした。

ワンポイント
アドバイス

子どもたちの元気な声が聞こえてくるようです。その元気な声の背後からは風の音、また、谷川の音も聞こえてきます。里山の自然に囲まれた小さな小学校を思いながら、元気に声を出して読んでください。

宮沢賢治
明治29(1896)年 - 昭和8年(1933)年
わんこそばで知られる岩手県の出身、宮沢賢治の好物として知られているのが、天ぷらそばと三ツ矢サイダーです。今でもお馴染みの味ですね。不思議な組み合わせですが、一度試してみてはいかがでしょうか。

父《ちち》帰《かえ》る

菊池《きくち》寛《かん》

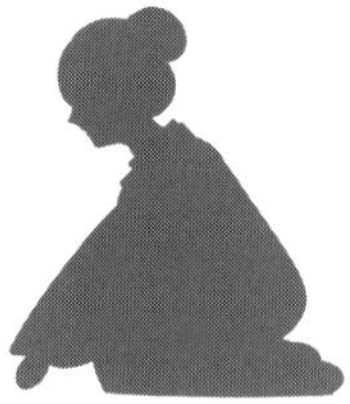

母《はは》　私《わたし》は自分《じぶん》で懲々《こりごり》しとるけに、たねは財産《ざいさん》よりも人間《にんげん》のええ方《ほう》へやろうと思《おも》うとる。財《ざい》産《さん》がのうても、亭主《ていしゅ》の心掛《こころがけ》がよかったら一生《いっしょう》苦労《くろう》せいで済《す》むけにな。

賢一郎《けんいちろう》　財産《ざいさん》があって、人間《にんげん》がよけりゃ、なおいいでしょう。

母《はは》　そんなことが望《のぞ》めるもんけ。おたねがなんぼ器量《きりょう》よしでも、家《うち》には金《かね》がないんやけにな。この頃《ごろ》のことやけに、少《すこ》し支度《したく》をしても三百円《さんびゃくえん》や五百円《ごひゃくえん》はすぐかかるけにのう。

賢一郎《けんいちろう》　おたねも、お父《とう》さんのために子供《こども》の

父帰る
大正6（1917）年に発表された戯曲。家族を顧みず、家出をした父親が20年ぶりに帰って来ます。貧しさと闘って一家を支えた長男・賢一郎の心の葛藤が行間に滲み出ています。映画化もされ、菊池寛の代表作になりました。

三百円
舞台は明治40（1907）年頃です。この当時の1円が、ほぼ現在の1万円に相当します。ということは、300円は300万円程度ということになるでしょう。

時《とき》ずいぶん苦労《くろう》をしたんやけに、嫁入《よめい》りの支度《したく》だけでもできるだけのことはしてやらないかん。私《わたし》たちの貯金《ちょきん》が千円《せんえん》になったら半分《はんぶん》はあれにやってもええ。

母《はは》 そんなにせいでも、三百円《さんびゃくえん》かけてやったらええ。その後《あと》でお前《まえ》にも嫁《よめ》を貰《もろ》うたらわしも一安心《ひとあんしん》するんや。わしは亭主運《ていしゅうん》が悪《わる》かったけど子供運《こどもうん》はええいうて皆《みな》いうてくれる。お父《とう》さんに行《い》かれた時《とき》はどうしようと思《おも》ったがのう……。

ワンポイントアドバイス

この戯曲の舞台は「南海道の海岸にある小都会」と記されています。関西弁のイントネーションを意識して読んでみるといいでしょう。ト書きには「10月の初め」と記されています。季節感も伝わってくるでしょうか。

菊池 寛
明治21(1888)年‐昭和23(1948)年香川県生まれ。小説家、劇作家。新聞に連載した長編小説『真珠夫人』で人気を博した他、雑誌『文芸春秋』の創刊、大映社長への就任など、幅広く活躍しました。彼の創設した芥川賞・直木賞は、今も文芸界の一大イベントです。

金《きん》ちゃん蛍《ほたる》(1)

与謝野晶子《よさのあきこ》

むかしむかし、蛍《ほたる》と云《い》う虫《むし》がありました。蛍《ほたる》は頭《あたま》の処《ところ》が一寸赤《ちょっとあか》いだけで、あとは唯《ただ》まっ黒《くろ》な虫《むし》ですから、子供《こども》たちは、

「厭《いや》な虫《むし》だね、こおろぎのようにころころとも啼《な》かないし、きりぎりすのように、ぎいっちょんとも啼《な》かないし、松虫《まつむし》や鈴虫《すずむし》のようないい声《こえ》は出《で》ないでも、がちゃがちゃとくつわ虫《むし》の声《こえ》でも出《で》るといいのだが、そうもいかないし、すいっちょのような涼《すず》しい声《こえ》も出《で》ないし、真実《ほんとう》にお前《まえ》は困《こま》った虫《むし》だ。そうかと云《い》って蝶蝶《ちょうちょ》や玉虫《たまむし》のように美《うつ》くしくはなし、真実《ほんとう》にお前《まえ》は困《こま》った虫《むし》だ。」

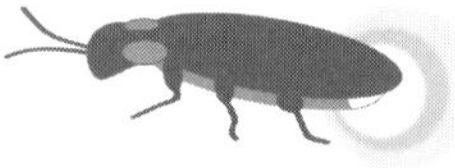

金ちゃん蛍

与謝野晶子には、夫・与謝野鉄幹との間に12人の子どもがありました。この童話は、晶子が子どもたちのために作ったものです。「命」をどんなふうに考えるべきか、晶子は子どもたちに教えようとしたのでした。

松虫

鈴虫の古い名前です。ハート型に羽を立てて鳴きますが、その羽が松の幹の形に似ていることから「松虫」と呼ばれます。

くつわ虫

キリギリスの一種で、羽が長く、幅の広いきれいな虫です。馬のくつわがなるような音で鳴くことから、こういう名前がつけられました。

すいっちょ

「うまおい」とか「馬追虫」と呼ばれる、キリギリス科の昆虫です。

玉虫

光を受けると背中が金属的な七色の光沢を帯びる、美しい虫です。法隆寺には飛鳥時代に作られた国宝「玉虫厨子」があり、美しい玉虫の羽をはめ込んであります。

と云《い》って靴《くつ》や草履《ぞうり》で踏《ふ》み殺《ころ》してしまいます。蛍《ほたる》はもう困《こま》ってしまいまして、

「こんなことじゃ、今《いま》に私達《わたしたち》の友人《ゆうじん》は皆《みな》いなくなってしまうだろう。どうか工夫《くふう》がないだろうか。」

そうしますと、その中《なか》に金《きん》ちゃん蛍《ほたる》と云《い》うお利口《りこう》な蛍《ほたる》がありまして、

「誰《だ》れか神様《かみさま》にお願《ねが》いに行《い》ったら、きっとどうか工夫《くふう》をして下《くだ》さるでしょう。」

「そうだ、そうだ、それがいい。じゃあ金《きん》ちゃん蛍《ほたる》に願《ねが》おう。」

ワンポイントアドバイス

今も絶えない「いじめ」問題。光らなければ何の取り柄もない蛍が、このままでは友達を失ってしまうという喩え話です。蛍の立場になって考えながら読むと、ハッとすることもあるのではないかと思います。

与謝野晶子
明治11(1878)年 - 昭和17(1942)年
大阪生まれ。歌人。歌集『みだれ髪』や、詩『君死にたまふことなかれ』の創作、『源氏物語』の現代語訳などの他、子ども向けの作品も遺しました。自身は幼い時分から、古典に親しんだといいます。

金《きん》ちゃん蛍《ほたる》(2)

与謝野晶子《よさのあきこ》

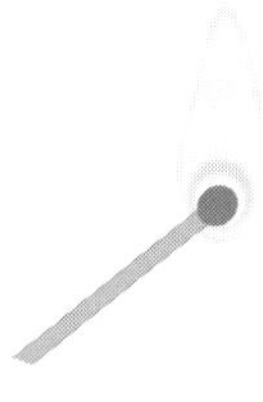

神様《かみさま》のお部屋《へや》の窓《まど》のところへまいりますと、

「お前《まえ》は何《なん》と云《い》う虫《むし》なの。」

とやさしく問《と》うて下《くだ》さいました。

「神様《かみさま》、私《わたし》は蛍《ほたる》でございますが、私《わたし》にどうかいい声《こえ》を下《くだ》さいませんでしょうか。」

「それを頼《たの》みに来《き》たの。よし、よし、それではね、声《こえ》よりもいいものを上《あ》げよう。そちら向《む》いて御覧《ごらん》。」

と仰《お》っしゃって、神様《かみさま》は燐寸《マッチ》を、しゅっとおすりになったと思《おも》うと、懐《ふところ》から鏡《かがみ》をお出《だ》しになって、

金ちゃん蛍

１００年ほど前に作られた話です。虫もあまり見なくなってしまいましたが、こうした小さいものへの愛情が感じられる作品です。「自分の身体が光って、うれしくて涙が出る」というくだりも、とても美しいですね。

「さあ見《み》て御覧《ごらん》。」

と仰《お》っしゃいました。金《きん》ちゃん蛍《ほたる》は見《み》るとおどろきました。綺麗《きれい》に綺麗《きれい》に自分《じぶん》の身体《からだ》が光《ひか》って居《い》るのですもの、あんまりうれしくって涙《なみだ》がこぼれました。

「神様《かみさま》、ありがとう御座《ござ》いました。」

「それでは、この棒《ぼう》を上《あげ》るから、これを持《も》って、よい、よい、よいとお前《まえ》が三《みっ》つ振《ふ》ると外《そと》の蛍《ほたる》もみんな火《ひ》がつきます。其処《そこ》に居《い》る小《ちい》さいお友《とも》だちにもつけてお上《あ》げ、よい、よい、よいと三《みっ》つ云《い》うのですよ。」

ワンポイントアドバイス

最近はマッチを擦る機会もほとんどなくなってしまいました。そういえば、「シュッ」という音がしていたなあと思った人もいるでしょうか。懐かしさと温かさを感じながら、読んでください。

与謝野晶子

明治11（1878）年－昭和17（1942）年

与謝野晶子の夫は、共に歌人であり、文芸誌『明星』を創刊・主宰した与謝野鉄幹であることはよく知られています。晶子には評論家としての顔もあり、女性問題、社会問題などの分野で活躍を見せました。

弁天娘女男白浪《べんてんむすめめおのしらなみ》

河竹黙阿弥《かわたけもくあみ》

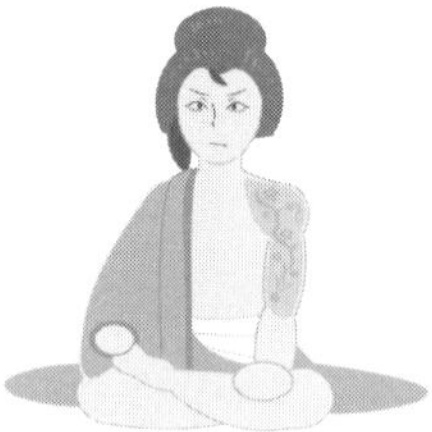

知《し》らざあ言《い》って聞《き》かせやしょう。
浜《はま》の真砂《まさご》と五右衛門《ごえもん》が、歌《うた》に残《のこ》せし盗人《ぬすっと》の、
種《たね》は尽《つ》きねえ七里《しちり》ヶ浜《がはま》、その白浪《しらなみ》の夜働《よばたら》き、
以前《いぜん》をいやあ江《え》の島《しま》で、年季勤《ねんきづと》めの児《ちご》ヶ淵《がふち》。
百味《ひゃくみ》講でちらす蒔銭《まきせん》を、当《あて》に小皿《こざら》の一文子《いちもんじ》、
百《ひゃく》が二百《にひゃく》と賽銭《さいせん》の、くすね銭《ぜに》せえだんだんに、

弁天娘女男白浪
文久2（1862）年に江戸で初演された、『青砥稿花紅彩画（あおとぞうしはなのにしきえ）』という話の一部で、通称「白浪五人男」です。石川五右衛門、鼠小僧次郎吉に並ぶ盗賊の話で、ここは5人のうち、弁天小僧菊之助の口上です。

知らざあ言って聞かせやしょう
「知らないと言うのであれば、聞かせてあげましょう」

浜の真砂と五右衛門が、歌に残せし盗人の
「石川五右衛門が、『石川や　浜の真砂は尽きるとも　世に盗人の種は尽きまじ』と歌で遺したように、盗賊の」

種は尽きねえ七里ヶ浜、その白浪の夜働き
「種は尽きはしませんし、七里ヶ浜の白浪は夜に働くものですよ」…「白浪」には「盗賊」の意味もあります。

以前をいやあ江の島で、年季勤めの児ヶ淵
「昔のことを言えば、江ノ島で年季勤めをしていた稚児の時」…「児ヶ淵」の地名と掛けています。

百味講でちらす蒔銭を、当に小皿の一文子
「百味講というお詣りの時に、撒かれる銭をくすねることから始まって」

百が二百と賽銭の、くすね銭せえだんだんに
「100文、200文と、お賽銭からくすねるように段々と」

悪事はのぼる上の宮、岩本院で講中の

悪事《あくじ》はのぼる上《かみ》の宮《みや》、岩本院《いわもといん》で講中《こうじゅう》の、
枕探《まくらさが》しも度重《たびかさな》り、お手長講《てながこう》の札付《ふだつ》きに、
とうとう島《しま》を追《お》いだされ、それから若衆《わかしゅ》の美人局《つつもたせ》、
ここや彼処《かしこ》の寺島《てらじま》で、小耳《こみみ》に聞《き》いた音羽屋《おとわや》の、
似《に》ぬ声色《こわいろ》で小《こ》ゆすりかたり、
名《な》さえ由縁《ゆかり》の弁天小僧菊之助《べんてんこぞうきくのすけ》たァ、おれがことだ。

!
ワンポイントアドバイス

棒読みしないで、歌舞伎役者になったつもりで読んでみてください。「日本一の大泥棒!」こんな話を大声で読んでいると、どんどん元気になりませんか?ぜひ、歌舞伎も観に行ってみてください!

「悪事はエスカレートするもので、岩本院という寺の講会の間」…「のぼる」と「上の宮」を掛けています。

枕探しも度重り、お手長講の札付きに
「参拝客が寝ている隙に銭を盗むことを何度もやっていると、盗賊だと札を付けられ」

とうとう島を追いだされ、それから若衆の美人局
「とうとう江ノ島を追い出され、それからは若衆姿で美人局」

ここや彼処の寺島で、小耳に聞いた音羽屋の
「ここらあたりの寺社一帯で小耳に聞いた音羽屋・尾上菊五郎の」…「寺島」は尾上菊五郎の本当の姓でもあります。

似ぬ声色で小ゆすりかたり
「声色を使って、ゆすりたかりもやったもんだ」

名さえ由縁の弁天小僧菊之助たァ、おれがことだ
「尾上菊五郎の息子の名前が菊之助、名前もそこからもらって『弁天小僧菊之助』とは俺のことだ!」

河竹黙阿弥
文化13(1816)年-明治26(1893)年
江戸生まれ。歌舞伎作者。江戸時代の町人たちを題材に、恋愛や義理人情を描いた「世話物」を筆頭に活躍を見せました。江戸歌舞伎の集大成に大きな功績を遺した人物とされます。その作品の数は、およそ360にもなります。

人間失格《にんげんしっかく》

太宰治《だざいおさむ》

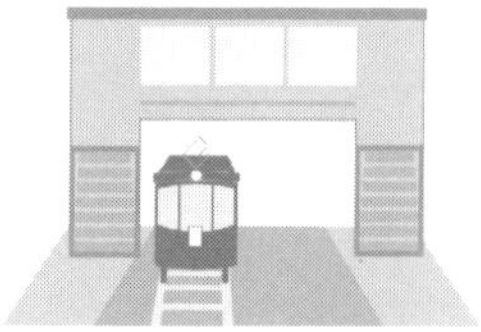

恥《はじ》の多《おお》い生涯《しょうがい》を送《おく》って来《き》ました。

自分《じぶん》には、人間《にんげん》の生活《せいかつ》というものが、見当《けんとう》つかないのです。自分《じぶん》は東北《とうほく》の田舎《いなか》に生《う》まれましたので、汽車《きしゃ》をはじめて見《み》たのは、よほど大《おお》きくなってからでした。自分《じぶん》は停車場《ていしゃじょう》のブリッジを、上《のぼ》って、降《お》りて、そうしてそれが線路《せんろ》をまたぎ越《こ》えるために造《つく》られたものだという事《こと》には全然《ぜんぜん》気《き》づかず、ただそれは停車《ていしゃ》場《じょう》の構内《こうない》を外国《がいこく》の遊戯場《ゆうぎじょう》みたいに、複雑《ふくざつ》に楽《たの》しく、ハイカラにするためにのみ、設備《せつび》せら

人間失格
昭和23（1948）年3月から同年5月にかけて、3回にわたって雑誌に連載されました。最後の雑誌掲載の前に太宰は自殺してしまいます。何度も推敲を重ねて書かれた太宰の自伝的小説です。

停車場
今なら電車の「駅」と書かれるものでしょう。「ていしゃじょう」と「ていしゃば」とふた通りの読み方があり、「じょう」の方が古い読み方です。明治20年頃から「ば」の読み方も使われています。

遊戯場
遊んで楽しむ場所です。射的、パチンコ、ビリヤード、ダーツなどのゲームをするような場所をいいます。

れてあるものだとばかり思《おも》っていました。しかも、かなり永《なが》い間《あいだ》そう思《おも》っていたのです。ブリッジの上《のぼ》ったり降《お》りたりは、自分《じぶん》にはむしろ、ずいぶん垢抜《あかぬ》けのした遊戯《ゆうぎ》で、それは鉄道《てつどう》のサーヴィスの中《なか》でも、最《もっと》も気《き》のきいたサーヴィスの一《ひと》つだと思《おも》っていたのですが、のちにそれはただ旅客《りょかく》が線路《せんろ》をまたぎ越《こ》えるための頗《すこぶ》る実利的《じつりてき》な階段《かいだん》に過《す》ぎないのを発見《はっけん》して、にわかに興《きょう》が覚《さ》めました。

ワンポイントアドバイス

太宰治の遺作と言ってもいいものです。太宰らしい書き出しなど、とても印象的です。自虐的に綴られた独白は、かえって読む人の心に刺さってきます。あまり深く影響を受けないようにして読みましょう。

ハイカラ
欧米風で目新しいこと、また都会的なことです。語源は「High collar（高い襟）」で、明治の初めに洋装をしている男の人を指した言葉です。

設備せられて
今なら「設備かされて」と書かれるところでしょう。漢文の言い回しで書かれたものです。

太宰 治
明治42（1909）年 - 昭和23（1948）年
太宰は青森でも指折りの裕福な家に生まれますが、高校時代に左翼思想に関心を持ち、自らの出自に苦しむことになります。戦後間もない時期に、その反俗的な姿勢から、坂口安吾らと並んで無頼派と呼ばれます。

耳無芳一《みみなしほういち》の話《はなし》

小泉八雲《こいずみやくも》　Lafcadio Hearn
訳：戸川明三《とがわめいぞう》

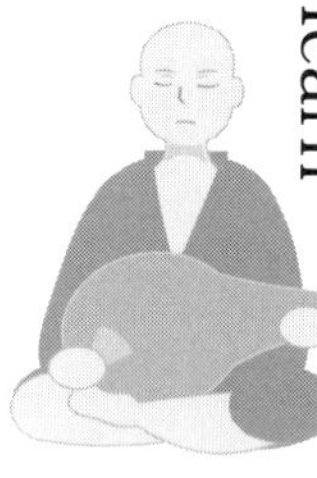

日《ひ》が暮《く》れてから、住職《じゅうしょく》と納所《なっしょ》とは出《で》て行《い》った、芳一《ほういち》は言《い》いつけられた通《とお》り縁側《えんがわ》に座《ざ》を占《し》めた。自分《じぶん》の傍《そば》の板鋪《いたしき》の上《うえ》に琵琶《びわ》を置《お》き、入《にゅう》禅《ぜん》の姿勢《しせい》をとり、じっと静《しず》かにして居《い》た――注意《ちゅうい》して咳《せき》もせかず、聞《き》こえるようには息《いき》もせずに。幾時間《いくじかん》もこうして待《ま》って居《い》た。

すると道路《どうろ》の方《ほう》から跫音《あしおと》のやって来《く》るのが聞《きこ》えた。跫音《あしおと》は門《もん》を通《とお》り過《す》ぎ、庭《にわ》を横断《よこぎ》り、縁側《えんがわ》に近寄《ちかよ》って止《とま》った――すぐ芳一《ほういち》の正面《しょうめん》に。『芳一《ほういち》！』と底力《そこぢから》のある声《こえ》が呼《よ》んだ。が盲人《もうじん》

耳無芳一の話
明治37（１９０４）年に出版された『怪談』に収録されている作品のひとつです。山口県下関市にある、赤間神宮で起こったとされる話を書いたものです。もともと英語で書かれたもので、複数の人によって翻訳されています。

納所
寺院で施物、金銭、年貢などの出納事務を行うお坊さんのことをいいます。

座を占めた
「座った」ということです。

板鋪
「板敷」とも書きます。建物の外側にある、板張りの縁のことです。

入禅
「座禅」を行うことです。

咳もせかず
「咳もしないで」という意味です。「せかず」は漢字では「咳かず」と書きます。同じ漢字が続くので、2字目はひらがなで書かれています。

は息《いき》を凝《こ》らして、動《うご》かずに坐《すわ》って居《い》た。
『芳一《ほういち》！』と再《ふたた》び恐《おそ》ろしい声《こえ》が呼《よ》ばわった。
ついで三度《さんど》――兇猛《きょうもう》な声《こえ》で――
『芳一《ほういち》』
芳一《ほういち》は石《いし》のように静《しず》かにして居《い》た――する
と苦情《くじょう》を云《い》うような声《こえ》で――
『返事《へんじ》がない！――これはいかん！……奴《やつ》、
何処《どこ》に居《い》るのか見《み》てやらなけれやァ』

兇猛
悪くて荒々しいこと、また荒く猛々しいことをいいます。

ワンポイントアドバイス
前半は、シーンとした静寂に包まれた雰囲気で読んでください。亡霊が話し始めると周りの空気が荒く、ブルブルと震えるようになっていきます。亡霊の声は低く、荒々しく、怒鳴るように読んでみてください。

小泉八雲
戸川明三
小泉八雲はギリシャで生まれたイギリス人で、ラフカディオ＝ハーンは本名です。『怪談』などを書き、自身は日本へ帰化しました。戸川明三（秋骨）は、文芸雑誌『文学界』を島崎藤村たちと共に創刊した随筆家です。

蟹工船《かにこうせん》

小林多喜二《こばやしたきじ》

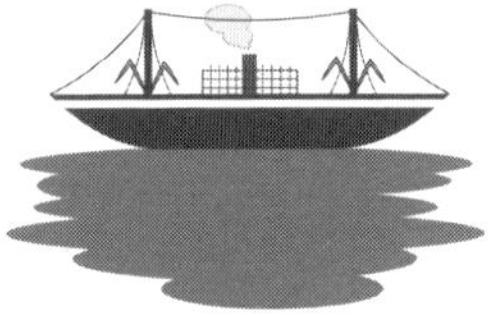

「おい、地獄《じごく》さ行《え》ぐんだで！」
二人《ふたり》はデッキの手《て》すりに寄《よ》りかかって、蝸牛《かたつむり》が背《せ》のびをしたように延《の》びて、海《うみ》を抱《かか》え込《こ》んでいる函館《はこだて》の街《まち》を見《み》ていた。――漁夫《ぎょふ》は指元《ゆびもと》まで吸《す》いつくした煙草《たばこ》を唾《つば》と一緒《いっしょ》に捨《す》てた。巻煙草《まきたばこ》はおどけたように、色々《いろいろ》にひっくりかえって、高《たか》い船腹《サイド》をすれずれに落《お》ちて行《い》った。彼《かれ》は身体《からだ》一杯《いっぱい》酒臭《さけくさ》かった。
赤《あか》い太鼓腹《たいこばら》を巾広《はばひろ》く浮《う》かばしている汽船《きせん》や、積荷《つみに》最中《さいちゅう》らしく海《うみ》の中《なか》から片袖《かたそで》をグイと

蟹工船
北洋で漁獲したカニを加工する設備を持つ船で、苛酷な労働を強いられる労働者が団結して闘争に起ち上がる小説です。昭和４（１９２９）年に発表された、プロレタリア文学の代表作です。

船腹
船の胴体にあたる部分です。貨物を積み込む部分でもあります。

すれずれに
「すれすれ」ともいいます。触れ合うほどに近いことです。

太鼓腹
太鼓の胴のように、丸く大きく膨らんだ腹部をいいます。

引張《ひっぱ》られてでもいるように、思《おも》いッ切《き》り片側《かたがわ》に傾《かたむ》いているのや、黄色《きいろ》い、太《ふと》い煙突《えんとつ》、大《おお》きな鈴《すず》のようなヴイ、南京虫《なんきんむし》のように船《ふね》と船《ふね》の間《あいだ》をせわしく縫《ぬ》っているランチ、寒々《さむざむ》とざわめいている油煙《ゆえん》やパン屑《くず》や腐《くさ》った果物《くだもの》の浮《う》いている何《なに》か特別《とくべつ》な織物《おりもの》のような波《なみ》……。風《かぜ》の工合《ぐあい》で煙《けむり》が波《なみ》とすれずれになびいて、ムッとする石炭《せきたん》の匂《にお》いを送《おく》った。ウインチのガラガラという音《おと》が、時々波《ときどきなみ》を伝《つた》って直接《じか》に響《ひび》いてきた。

ワンポイントアドバイス

寒く暗い北の海、厳しい条件下で働く人たちのことを思いながら読んでみましょう。冒頭は東北の言葉ですね。哀しさ、暗さ、惨めさ……行間に滲む、それらの感覚を味わってください。１００年程前の必死の言葉です。

南京虫
「床蝨（とこじらみ）」と呼んだりもします。ベッドに巣くうシラミです。

ランチ
連絡用、警戒用の小型ボートのことです。

油煙
重油などの炭素化合物が不完全燃焼して生じる、微細な炭素質の集合物をいいます。

ウインチ
ワイヤーロープや鎖を円筒形の巻き胴に巻き取って、重量物を巻き上げたり、引き寄せたりする機械です。巻き上げ機とも呼ばれます。

小林多喜二
明治36（１９０３）年－昭和8（１９３３）年
秋田県生まれ。小説家。国家権力に抗う労働者たちの姿を描き、悲運の死を遂げます。平成20（２００８）年、『蟹工船』を現代のワーキングプアになぞらえるブームが起こり、再び脚光を浴びました。

土《つち》

長塚節《ながつかたかし》

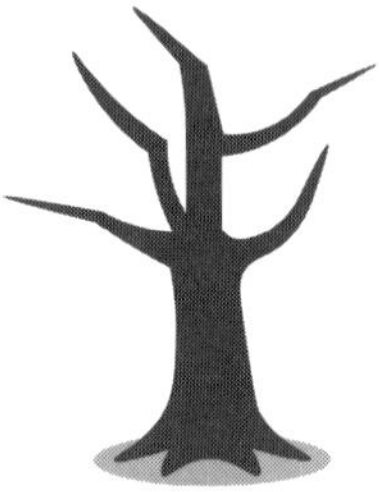

烈《はげ》しい西風《にしかぜ》が目《め》に見《み》えぬ大《おお》きな塊《かたまり》をごうっと打《う》ちつけては又《また》ごうっと打《う》ちつけて皆瘦《みなやせ》こけた落葉木《らくようぼく》の林《はやし》を一日苛《いちにちいじ》め通《とお》した。木《き》の枝《えだ》は時々《ときどき》ひゅうひゅうと悲痛《ひつう》の響《ひびき》を立《た》てて泣《な》いた。短《みじか》い冬《ふゆ》の日《ひ》はもう落《お》ちかけて黄色《きいろ》な光《ひかり》を放射《ほうしゃ》しつつ目叩《またた》いた。そうして西風《にしかぜ》はどうか

土

作者・長塚節の郷里、茨城県は鬼怒川沿いの農村を舞台にした長編小説です。明治時代における貧農の生活を、行事や風俗とともに事細かく描いたもので、日本の原風景を垣間見ることができるでしょう。

落葉木

「落葉樹」のことです。秋から冬になると葉が散る木をいいます。

するとぱったり止《や》んで終《しま》ったかと思《おも》う程静《ほどしず》かになった。泥《どろ》を拗《ち》切《ぎ》って投《な》げたような雲《くも》が不《ふ》規則《きそく》に林《はやし》の上《うえ》に凝然《じっ》とひっついて居《い》て空《そら》はまだ騒《さわ》がしいことを示《しめ》して居《い》る。それで時々《ときどき》は思《おも》い出《だ》したように、木《き》の枝《えだ》がざわざわと鳴《な》る。世間《せけん》が俄《にわか》に心《こころ》ぼそくなった。

ワンポイントアドバイス

乾いた冷たい風が、北関東の小さな貧しい村に吹き付けます。今から百年程前、「土」というものに縛られて、どこにも行けない農家の人たちの将来の見えない心細さを思って、ぽつぽつと読んでみてはいかがでしょうか。

凝然と

「凝然（ぎょうぜん）」の「凝」は、「凝（こ）る」と読みます。凍ったように固まった状態のことをいいます。

長塚 節

明治12（1879）年－大正4（1915）年
茨城県生まれ。歌人、小説家。正岡子規の門下に入り、短歌雑誌『アララギ』の中心人物となります。農民の生活や農村風景を描いた小説『土』を東京朝日新聞に連載したのは、夏目漱石の勧めによるものでした。

機織虫《はたおりむし》(1)

山村暮鳥《やまむらぼちょう》

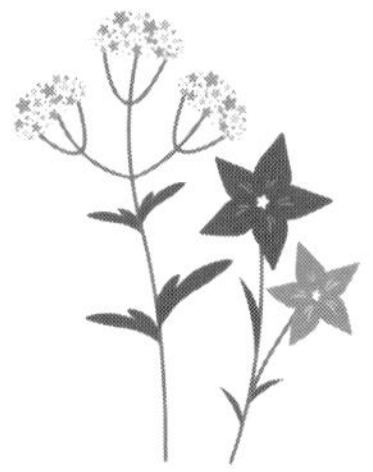

虫《むし》の中《なか》でもばったは賢《かしこ》い虫《むし》でした。この頃《ごろ》は、日《ひ》がな一日月《いちにちつき》のよい晩《ばん》などは、その月《つき》や星《ほし》のひかりをたよりに夜露《よつゆ》のとっぷりおりる夜闌《よふけ》まで、母娘《おやこ》でせっせと機《はた》を織《お》っていました。

母《はは》は親《おや》だけに、丁寧《ていねい》に

「ギーイコ、バッタリ」と織《お》っておりますが、

性急《せっかち》な娘《むすめ》っ子《こ》は、

「ギッチョン。ギッチョン。ギ、ギッチョン」

とそれはそれは大《たい》へん忙《せわ》しそうなのです。

機織虫

大正期に出版された山村暮鳥の童話集、『ちるちる・みちる』に収録された作品のひとつです。この本には36編の童話が収めてありますが、暮鳥はこれを5日足らずで、あっという間に書き上げました。

機

布を作る作業を「機織り」といいます。「機」は、縦糸と横糸を交互に絡ませながら布を作る装置をいいます。

野《の》は桔梗《ききょう》、女郎花《おみなえし》のさきみだれた美《うつく》しい世《せ》界《かい》です。その草《くさ》の葉《は》っぱのかげで

「ギーイコ、バッタリ」

「ギッチョン。ギッチョン」

ある時《とき》、そこへ森《もり》の方《ほう》から、とぼとぼと腹《はら》這《ば》うばかりに一《いっ》ぴきの蜩《かなかな》があるいてきました。翅《はね》などはもうぼろぼろになって飛《と》べるどころではありません。

ワンポイントアドバイス

虫をよく観察すると、とてもおもしろくてかわいいですね。暮鳥の筆にはそうした虫への愛情が溢れています。それに虫の鳴き声を真似した擬音語が素敵ですね。日本語ならではの擬音を堪能しながら読んでください。

女郎花
秋の七草のひとつです。枝の先端部に黄色い小さな花が多数咲きます。「ちめぐさ」「あわばな」などとも呼ばれます。

蜩
カナカナと鳴く蝉の一種です。

山村暮鳥
明治17(1884)年－大正13(1924)年
群馬県生まれ。詩人。キリスト教の伝道師として、秋田、仙台、水戸など各地に赴任しました。初期の詩は難解な作風でしたが、後に易しく人道主義的な詩を書くように変わっていきました。

機織虫《はたおりむし》(2)

山村暮鳥《やまむらぼちょう》

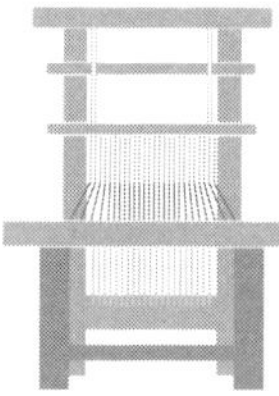

機織虫《ばった》をみかけると
「毎日《まいにち》、毎日《まいにち》よくまあ、お稼《かせ》ぎですこと」と
言《い》いました。
「はい、仲々埒《なかなからち》があきません。もう、遠《とお》くの
山々《やまやま》は雪《ゆき》がふったっていいますのに」
「まあ！　めっきり朝夕《あさゆう》が冷《つめ》たくなりましてね」
「あなたは、もう冬《ふゆ》の準備《おしたく》は」
「その冬《ふゆ》の来《こ》ないうちに蟻《あり》どののお世話《せわ》にな
らなきゃなりますまい」
「え、そんなことが……」
「さあ、なければないのが不思議《ふしぎ》なのです。」

機織虫

(1)で暮鳥は5日で1冊の童話を書いたと記しましたが、喜びの中での執筆ではありません。自殺を考える苦悩の中でのことでした。自殺を止めたのは子どもたちです。その子どもに対して書いたのがこの童話だったのです。

機織虫

キリギリスなど、バッタ目の虫の古い呼び方です。バッタの足が機織りの機械に似ていることから、平安時代からこのように書かれて来ました。

おやおやお日様《ひさま》も山《やま》かげへ隠《かく》れた。ではお早《はや》くおしまいになさいまし」

陸稲《おかぼ》畠《ばたけ》の畔道《あぜみち》を、ごほんごほんと咳入《せきい》りながら、蜩《かなかな》はどこへゆくのでしょう。金泥《きんでい》を空《そら》にながして彩《いろど》った真夏《まなつ》のその壮麗《そうれい》なる夕照《ゆうしょう》に対《たい》してこころゆくまで、銀鈴《ぎんれい》の声《こえ》を振《ふ》りしぼって唄《うた》いつづけた独唱《ソロ》の名手《めいしゅ》、天飛《そらと》ぶ鳥《とり》も翼《はね》をとどめてその耳《みみ》を傾《かたむ》けた、ああ、これがかの夕日《ゆうひ》の森《もり》に名高《なだか》く、齢若《としわか》き閨秀楽師《おんながくし》のなれの果《はて》であろうとは！

ワンポイントアドバイス

子どもに優しく話しかけるように読んでみましょう。「次はどうなるの?」「蜩さんはボロボロの姿で、無事に蟻さんのところまでたどり着くのでしょうか……」思わず続きが知りたくなる、そんな読み方も楽しいですね。

陸稲畠
「おかぼ」は畑で栽培されるイネを指しますが、ここではカボチャのことで、「陸稲畠」はカボチャ畑のことです。

金泥
金の粉末を膠(にかわ)で溶いた顔料です。

夕照
夕方の太陽の光、夕焼けのことです。一般的には「せきしょう」と読みます。

銀鈴
銀で造られた鈴のことをいいます。

独唱
ひとりで歌曲を歌うことです。

翼
「羽」のことです。

閨秀楽師
「閨秀」は才能や芸に優れた女性のことです。「楽師」は音楽家のことをいいます。

山村暮鳥
明治17(1884)年－大正13(1924)年
幼少年期から職を求め、厳しい暮らしを強いられたといいます。キリスト教の伝道師を務める一方で短歌の制作を始め、その後詩作に転向しました。萩原朔太郎や室生犀星と人魚詩社を作り、作品を世に出していきます。

二十四《にじゅうし》の瞳《ひとみ》(1)

壺井《つぼい》栄《さかえ》

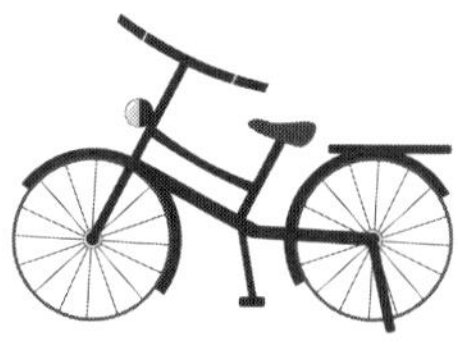

「先生《せんせい》、こんどくる先生《せんせい》は？」

「さあ、もうそろそろ見《み》えるでしょう。」

「こんどの先生《せんせい》、どんな先生《せんせい》？」

「しらんのよ、まだ。」

「また女学校《じょがっこう》出《で》え出《で》え？」

「さあ、ほんとにしらんの。でもみんな、性《しょう》わるしたら、だめよ。」

そういって小林先生《こばやしせんせい》は笑《わら》った。先生《せんせい》もはじめの一年《いちねん》は途中《とちゅう》の道《みち》でひどく困《こま》らされて、生《せい》徒《と》の前《まえ》もかまわず泣《な》いたこともあった。泣《な》か

二十四の瞳
「瀬戸内海べりの一寒村」を舞台に、昭和3（1928）年から昭和21（1946）年までの戦争を挟んだ時代の、小学生と女性教師の触れ合いを描いています。涙なしには読むことのできない作品です。

出え出え
「出たばっかり」という意味です。

した生徒《せいと》はもうここにはいないけれど、ここにいる子《こ》の兄《あに》や姉《あね》である。若《わか》いのと、なれないのとで、岬《みさき》へくるたいていの女先生《おんなせんせい》が、一《いち》度《ど》は泣《な》かされるのを、本校通《ほんこうがよ》いの子《こ》どもらは伝説《でんせつ》として知《し》っていた。四年《よねん》もいた小林先《こばやしせん》生《せい》のあとなので、子《こ》どもたちの好奇心《こうきしん》はわくわくしていた。小林先生《こばやしせんせい》と別《わか》れてからも、みんなはまた、こんどくる先生《せんせい》の姿《すがた》を前方《ぜんぽう》に期《き》待《たい》しながら、作戦《さくせん》をこらした。

ワンポイントアドバイス

優しくほんわりとしたご当地の言葉が、温かく胸に染み込んでくる文章です。映画を観られた方も少なくないのではないでしょうか。映画の言葉を頼りに少しイントネーションを真似て、読んでみるのもいいですね。

壺井栄

明治33（1900）年－昭和42（1967）年
香川県生まれ。小説家。生まれ育った小豆島を舞台に書かれた『二十四の瞳』は映画化され、国民的な支持を得ました。夫の壺井繁治は同じく小豆島の生まれで、プロレタリア文学運動の中、幾度も投獄されました。

二十四《にじゅうし》の瞳《ひとみ》(2)

壺井《つぼい》栄《さかえ》

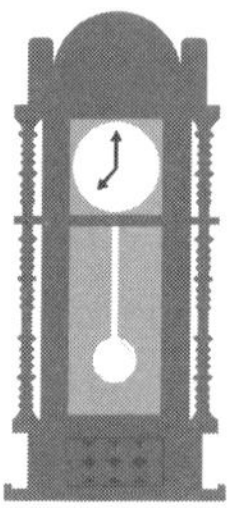

「芋女《いもじょ》ォって、どなるか。」

「芋女《いもじょ》でなかったら、どうする。」

「芋女《いもじょ》に、きまっとると思《おも》うがな。」

口《くち》ぐちに芋女芋女《いもじょいもじょ》といっているのは、この地方《ちほう》がさつま芋《いも》の本場《ほんば》であり、その芋畑《いもばたけ》のまん中《なか》にある女学校《じょがっこう》なので、こんないたずらな呼《よ》びかたも生《う》まれたわけだ。小林先生《こばやしせんせい》もその芋女出身《いもじょしゅっしん》だった。子《こ》どもたちは、こんどくる女先生《おんなせんせい》をも芋女出《いもじょで》ときめて、もうくるか、もう見《み》えるかと、道《みち》がまがるたびに前方《ぜんぽう》を見《み》わ

二十四の瞳

主人公である女の先生は、「おなご先生」と呼ばれます。颯爽と自転車に乗り、洋服を着て学校に来る「おなご先生」は、村の大人たちから敬遠されますが、子どもたちに慕われる、なくてはならない存在になっていくのです。

たしたが、彼《かれ》らの期待《きたい》する芋女出《いもじょで》え出《で》えの若《わか》い先生《せんせい》の姿《すがた》にはついに出《で》あわず、本村《ほんそん》の広《ひろ》い県道《けんどう》に出《で》てしまった。と同時《どうじ》に、もうおなご先生《せんせい》のことなどかなぐり捨《す》てて、小走《こばし》りになった。いつも見《み》るくせになっている県道《けんどう》ぞいの宿屋《やどや》の玄関《げんかん》の大時計《おおどけい》が、いつもより十分《じゅっぷん》ほどすすんでいたからだ。

ワンポイント
アドバイス

新しい先生を待つ子どもたちの期待と不安が、雲のようにモクモクと湧き上がってくるのが伝わってくる文章ですね。小学校の頃の自分を思い出しながら、童心に返って元気な声で読んでみてください。

壺井 栄

明治33（1900）年－昭和42（1967）年
夫のプロレタリア詩人・壺井繁治や友人・宮本百合子、佐多稲子の影響を受け、執筆を始めました。『柿の木のある家』『母のない子と子のない母と』といった、庶民的な作風の童話や小説を書き、人気作家となりました。

出典・参考文献

道程 高村光太郎……『日本の文学17 北原白秋 高村光太郎 萩原朔太郎』中央公論社
蜘蛛の糸 芥川龍之介……『蜘蛛の糸』羽生書房
竹馬余事 柳田国男……『エッセイの贈りもの1』岩波書店
論語 孔子……『書いて楽しむ 論語 えんぴつで味わう漢字の世界』小学館
努力論 幸田露伴……『努力論』東亜堂
たけくらべ 樋口一葉……『カラーグラフィック 明治の古典3 たけくらべ にごりえ』学習研究社
漱石先生とドイツ語 小宮豊隆……『エッセイの贈りもの1』岩波書店
山月記 中島 敦……『昭和文学全集 第7巻』小学館
あの山越えて 種田山頭火……『あの山越えて《山頭火の本2》』春陽堂書店
偶成 朱熹……『漢詩の鑑賞と吟詠』大修館書店
将に東遊せんとして壁に題す 月性……『漢詩名作集成 日本編』明徳出版社
不識庵機山を撃つの図に題す 頼山陽……『漢詩名作集成 日本編』明徳出版社
白鳥 ステファンヌ・マラルメ、訳：上田 敏……『上田敏全訳詩集』岩波書店
魯山人の料理王国 北大路魯山人……『魯山人の料理王国』文化出版局
三四郎 夏目漱石……新潮文庫『三四郎』新潮社
母性のふところ 高村光太郎……『高村光太郎選集・第三巻』春秋社
雨ニモマケズ 宮沢賢治……ポプラポケット文庫『雨ニモマケズ』ポプラ社
歌をよむには 秋艸道人……『会津八一全集 第十一巻』中央公論社
富嶽百景 太宰 治……『太宰治全集第二巻』筑摩書房
夏夜 土井晩翠……『現代日本文学大系12 土井晩翠 薄田泣菫 蒲原有明 伊良子清白 横瀬夜雨 河井酔茗 三木露風 日夏耿之介 集』筑摩書房
ふらんす物語 永井荷風……新潮文庫『ふらんす物語』新潮社
小倉百人一首 ……『日本のたしなみ帖 百人一首』自由国民社
夜ふる雪 北原白秋……『白秋全集3』岩波書店
銀河鉄道の夜 宮沢賢治……『日本幻想文学集成⑥ 宮沢賢治』国書刊行会
伊勢物語……『日本古典文学全集8 竹取物語 伊勢物語 大和物語 平中物語』小学館
胡蝶 八木重吉……『八木重吉全集第一巻』筑摩書房
三百年後 小倉金之助……『エッセイの贈りもの1』岩波書店
一房の葡萄 有島武郎……『近代日本キリスト教文学全集6』教文館
故郷 高野辰之……『ふるさとを創った男』日本放送出版協会
かもめ／夏の夜 島崎藤村……『現代日本文学大系13 島崎藤村集㈠』筑摩書房
赤い蝋燭と人魚 小川未明……『赤い蝋燭と人魚 未明童話集』富山房
こほろぎ 木下杢太郎……『木下杢太郎全集 第一巻』岩波書店
反古 小山内 薫……『発禁作品集』八雲書店
武蔵野 国木田独歩……新潮文庫『武蔵

野』新潮社
山椒大夫　森　鷗外……『現代文学大系4 森鷗外集』筑摩書房
春望　杜甫……『漢詩の鑑賞と吟詠』大修館書店
静夜思　李白……『漢詩の鑑賞と吟詠』大修館書店
落葉松　北原白秋……『水墨集』アルス
こころ　夏目漱石……新潮文庫『こころ』新潮社
人形の家　ヘンリック・イプセン、訳：矢崎源九郎……新潮文庫『人形の家』新潮社
金色夜叉　尾崎紅葉……『明治の古典2 金色夜叉』学習研究社
赤い蝋燭　新美南吉……『校定 新美南吉全集第三巻』大日本図書
ドグラ・マグラ　夢野久作……『夢野久作全集4』三一書房
羅生門　芥川龍之介……『現代日本文学大系43 芥川龍之介集』筑摩書房
燕の歌　ガブリエレ・ダンヌンチオ、訳：上田 敏……『定本 上田敏全集 第一巻』教育出版センター
風の又三郎　宮沢賢治……『現代日本文学大系27 高村光太郎・宮沢賢治集』筑摩書房
父帰る　菊池　寛……『菊池寛（ちくま日本文学27）』筑摩書房
金ちゃん蛍　与謝野晶子……『定本 与謝野晶子全集 第十二巻 童話 美文 他』講談社
弁天娘女男白浪　河竹黙阿弥……『芝居名せりふ集』演劇出版社
人間失格　太宰　治……『作家の自伝36 太宰治』日本図書センター
耳無芳一の話　小泉八雲、訳：戸川明三……『小泉八雲全集第七巻』第一書房
蟹工船　小林多喜二……新潮文庫『蟹工船・党生活者』新潮社
土　長塚　節……『現代日本文学大系10』筑摩書房
機織虫　山村暮鳥……『山村暮鳥全集第三巻』筑摩書房
二十四の瞳　壺井　栄……『二十四の瞳』岩波書店

・漢字の振り仮名は、原典を現代仮名遣いに変更しました。原典に振り仮名のない漢字には、文脈より適当と考えられる振り仮名を付しました。
・音読をしやすいように、漢字を新字体に変更した箇所、旧仮名遣いを現代仮名遣いに変更した箇所、字下げをした箇所、行を続けた箇所、符号を省いた箇所等、表記を改めた箇所があります。
・現代の観点では差別的な表現・語句が使われている箇所がありますが、原作の独自性・文化性を踏まえ、そのまま収録しました。

もっと心とカラダを整える おとなのための1分音読

2019年 2月15日 初版第1刷発行
2019年 3月10日 初版第4刷発行

著　者　山口謠司

カバーイラスト　村山宇希
カバーデザイン　吉村朋子
本文イラスト・デザイン　山田夏実
本文DTP　(有)中央制作社
企　画　徳田祐子(自由国民社)
編　集　上野 茜(自由国民社)
校　正　浅沼理恵

発行者　伊藤 滋
発行所　株式会社自由国民社
〒171-0033 東京都豊島区高田3-10-11
電　話　03-6233-0781 (営業部)
03-6233-0786 (編集部)
http://www.jiyu.co.jp/
印刷所　株式会社 光邦
製本所　新風製本株式会社